Bilder der Kristallsalze:
Norbert Porta / www.sciencedoku.de und Antje Betken, Oldenbüttel,

Elisabeth Metz-Melchior: Schüßler-Salze –
Hausapotheke für die Seele

info@j-kamphausen.de

Lektorat: Edith Ch. Kiel
Umschlaggestaltung,
Layout und Satz: Wilfried Klei
Druck & Verarbeitung:
Westermann Druck Zwickau

www.weltinnenraum.de

2. Auflage 2013

Bibliografische Information der Deutschen Nationalbibliothek
Die Deutsche Nationalbibliothek verzeichnet diese
Publikation in der Deutschen Nationalbibliografie;
detaillierte bibliografische Daten sind im Internet
über **http://dnb.d-nb.de** abrufbar.

ISBN Printausgabe: 978-3-89901-646-8
ISBN E-Book: 978-3-89901-487-7

Dieses Buch wurde auf 100% Altpapier gedruckt und ist alterungsbeständig.
Weitere Informationen hierzu finden Sie unter www.weltinnenraum.de

Elisabeth Metz-Melchior

Schüßler-Salze: Hausapotheke für die Seele

Unterstützung für die Psyche mit den Mineralstoffen und Ergänzungsmitteln

Lektorat: Edith Ch. Kiel

Lüchow

Beschreibung der Schüßler-Salze 41

Symptome und Organe mit ihrer seelischen Themenzuordnung 191

Studie mit Schüßler-Salzen 232

Ein Wort vorab

Ein schöner Spruch aus dem Jahr 1948 zu unserer Gesundheit stammt von einem Schüler des biochemischen Arztes Dr. Karl Kirchmann und passt in meinen Augen perfekt als Start für diese Hausapotheke:

„...denk mal nach,
warum Dich ein Leiden trifft.
Und meide fortan jedes Gift,
denn glaube nicht, in wen'gen Stunden
wirst durch ein paar Pillen Du gesunden!
Nein, lieber Freund, das ist es eben,
Du musst auch **biologisch leben**!"

Dr. Kirchmann schrieb dazu: „Unter Gift sind hier natürlich nicht nur die eigentlichen Gifte, z.B. auch Arzneigifte, zu verstehen, sondern auch die sogenannten ‚Genussgifte'. Und vor allem biologisch nachteilige Lebensmittel und unbiologische Lebensweise."

Bezüglich der Psyche verstehe ich unter einer gesunden Lebensweise, außer der Anwendung der Schüßler-Salze, mich mir selbst sowie meinen wirklichen Wünschen zu öffnen und diese auch zu leben.

Elisabeth Metz-Melchior

Einleitung

Während ich das „Basisbuch Schüßler-Salze“ für die 11 biochemischen Grundmittel schrieb, wurde mir klar, dass es zu umfangreich werden würde, die seelischen Aspekte hier gleich mit zu berücksichtigen. Also arbeitete ich nach Abschluss des Manuskriptes bereits am Konzept für das Folgebuch.

Vieles in diesem Buch zeigt meine persönliche Lebensauffassung, die ich durch meine Arbeit mit mir und meinen Patienten erlangt habe, der Sie sich als Leser natürlich nicht immer anschließen müssen. Auch muss sie nicht als notwendige Grundlage betrachtet werden, um die Schüßler-Salze zur Selbstbehandlung einzusetzen.

Was auch immer der Grund sein mag, Schüßler-Salze einzunehmen: Sie sind immer von Vorteil für den Menschen. Diese Mineralstoffe sind die Grundsubstanzen, aus denen unser Körper aufgebaut ist, sie dienen uns als Funktionsmittel und in jedem Fall der Gesundheit sowie dem Wohlbefinden.

Einige Forscher sehen heute die menschliche Psyche – gemeint ist hier die Gesamtheit bewusster und unbewusster, persönlicher Erlebens- und Verhaltensweisen – als Ergebnis unwillkürlicher synaptischer Reize im Gehirn an; andere machen das Unterbewusstsein verantwortlich für unser Handeln, und viele halten die Eltern, die Lehrer, die Religion, die vielfältigen Medien oder sonstige Einflüsse von außen für schuldig daran, unsere Miseren auszulösen.

Einfluss auf die Psyche haben nahezu alle Stoffe, die wir zu uns nehmen, da ihre Verarbeitung sich in der Hormonproduktion und ihrer Wirkung im Körper bemerkbar macht und uns so auf allen Ebenen beeinflusst. Die Ursachen und ihre Verknüpfung mit deren Folgen sind meist nicht voneinander zu trennen. Daher bin ich der Auffassung, dass wir letztlich Materie (Körper) und Psyche nicht voneinander trennen können und deshalb ganzheitlich behandeln müssen.

Um die Wirksamkeit der Schüßler-Salze auf den ganzen Menschen festzustellen, braucht man keiner bestimmten Denkrichtung anzuhängen oder zu folgen. Die Wirkung der Schüßler-Salze ist physiologisch bedingt und bedarf nicht des Glaubens; ja, sie wirken auch bei Kleinkindern und Tieren, die fern davon sind zu „glauben", dass ihnen das Salz helfen werde.

In diesem Buch finden Sie Informationen, über die auch andere Verwender der Schüßler-Salze und Autoren bereits berichtet haben. Diese werden nicht von meinen persönlichen Erfahrungen und Beobachtungen getrennt vorgestellt, sondern dienen der Vervollständigung.

Oft sind Veränderungen auf der seelischen Ebene bei einer Einnahme der Mittel nur langsam erfolgt und waren für den Betroffenen nicht direkt als Wirkung der Schüßler-Salze erkennbar. Die Aussagen der Patienten beziehen sich dann auf plötzlich gewonnene Erkenntnisse und auf neu erworbene Kraft. Durchgehend bei nahezu allen Patienten erfolgt die Aussage: „Ich merke, dass mir die Salze guttun." Je mehr sich die Menschen der jeweiligen Symptome bewusst waren, desto eher stellten sie bereits kurz nach der Einnahme Veränderungen fest. Mit meinem Team machte ich die umfangreichste Probanden-Studie, die zu den Schüßler-Salzen vorliegt. Die Ergebnisse aus dieser Untersuchung zur seelischen Gesundheit finden Sie am Ende dieses Buches zusammengefasst.

Die Verbindung der Seele-Körper-Muster wurde für mich außer durch die praktische Erfahrung über die Zusammenhänge zwischen somatischen Erkrankungen und ihren seelischen Hintergründen deutlich. Aus den körperlichen Symptomen erschließt sich bei einer Mangelsituation des Mineralstoffs dessen seelisch-geistige Zuordnung. Ich verband Kenntnisse aus der chinesischen Lehre mit Zusammenhängen zwischen Organen und ihren emotionalen Zuordnungen. Die intuitive Erfahrung der Signaturen im Umgang mit den Kristallbildern der Mineralien vollendete meine *Hausapotheke für die Seele*.

Bei den erwähnten Eigenschaften oder seelisch-geistigen Problemen ist es wichtig, sich bewusst zu machen, dass diese in unterschiedlich starker Ausprägung vorkommen. Auch sind nicht generell alle geschilderten Verhaltensweisen bei einem Defizit zu finden. Bei geringen Mängeln kann nur eine einzige Problemstellung auftreten, und es kann auch sein, dass dieses Problem sich nur in besonderen Lebensumständen bemerkbar macht.

Persönliche Hinweise zur Therapie mit Schüßler-Salzen

Bei einigen Schüßler-Salzen mache ich auf schwere psychische Veränderungen im Zusammenhang mit den Defiziten der jeweiligen Mineralstoffe aufmerksam. Damit bewege ich mich auf dünnem Eis, und es kann gut sein, dass dies bei manchen Lesern den einen oder anderen Aufschrei auslöst. Dies nehme ich bewusst in Kauf, stelle aber Folgendes klar, damit keine Missverständnisse aufkommen: Ich empfehle hier keine Ersatztherapie, mit der die klassische Psychotherapie samt all ihren Therapieformen und medikamentösen Behandlungspraktiken verteufelt wird oder ersetzt werden soll. Ich berichte über Erkenntnisse aus der Pflanzen- und Mineralstoffheilkunde der letzten Jahrhunderte wie auch aus eigener Praxiserfahrung. Unsere berühmten Vorväter der Medizin und Biologie wie Schüßler, Virchow, Molleschot und viele andere sahen die Ursachen von Krankheiten – sowohl seelischer als auch körperlicher Natur – in der Fehlfunktion des Zellhaushaltes, ausgelöst durch das Fehlen notwendiger, meist anorganischer Stoffe. Dem kann ich aus der eigenen Erfahrung nur zustimmen, wobei das seelische Grundthema eines Menschen entscheidend dazu beiträgt, die Störung zu erzeugen.

Je schwerwiegender die Thematik ist, in der sich ein Mensch befindet, desto wichtiger ist das Zusammenarbeiten der unterschiedlichen Heilkundigen, egal ob Arzt, Heilpraktiker, Psychologe oder

Neurologe. Wenn wir uns als Therapeuten immer wieder bewusst machen, dass wir nicht für unsere eigene Reputation arbeiten, sondern für das Wohl unseres Patienten, dann wird dieser Weg unser aller Ziel der Zukunft sein.

Ich bitte meine Patienten stets, ihren anderen Behandlern von unserer Arbeit zu erzählen, wovor viele zurückschrecken, da sie Angst haben, ausgelacht zu werden, oder dass der Arzt oder Psychologe die Begleittherapie ablehnt. Ich kann Sie alle nur bitten, stets die Kommunikation zu suchen und Offenheit walten zu lassen.

Wichtig ist, dass wir als Heilpraktiker nicht andere Therapeuten ersetzen wollen, sondern mit dem Patienten für eine Lösung statt am Problem arbeiten. Natürlich ist mein Ziel, chemische Medikamente durch naturheilkundliche Mittel zu ersetzen, soweit dies medizinisch zu vertreten ist. Dies kann aber nicht in einer Hauruckaktion geschehen, sondern muss langfristig und mit intensiver Begleitung erfolgen.

Heilversprechen sind in der medizinisch-therapeutischen Arbeit völlig fehl am Platz. Sind wir bestrebt, ganzheitlich zu behandeln, gehört zu unseren gemeinsamen Aufgaben auch die seelisch-geistige Bearbeitung von Traumata, nämlich alter und schwieriger Lebensmuster. Den Patienten können wir nur dort abholen, wo er gerade steht, und wir dürfen ihm nicht mehr abverlangen, als er aufgrund seiner individuellen Lebenssituation umsetzen kann.

Achtsamkeit und der Aufbau von gegenseitigem Vertrauen sind die besten Grundlagen dafür, einen Patienten bei der Lösung von seelischen Beschwerden zu unterstützen. Hier ist es natürlich auch die Entscheidung des Patienten, ob er eine Behandlung nur mit Schüßler-Salzen möchte oder ob parallel dazu beispielsweise Bachblüten, Phytotherapeutika oder eine Gesprächstherapie sowie ein systemisches Arbeiten infrage kommen oder erwünscht sind.

Kristallbilder der Schüßler-Salze und ihre Verwendung

In diesem Buch ergänzen wir die Sprachinformation mit der Sinneswahrnehmung über die Kristallbilder der einzelnen Schüßler-Salze. Diese einmalig schönen Bilder bieten die Möglichkeit, durch Körper, Geist und Seele mit der Energie der Mineralstoffe in Resonanz zu gehen. Die Schwingung der Bilder hilft, über die Intuition den eigenen Körper zu sensibilisieren und die Selbstheilung zu unterstützen.

Die Kristallbilder können zur Meditation genutzt werden und wir können je nach Tagesverfassung anhand der Bilder aussuchen, welches Schüßler-Salz uns gerade guttut. Dazu entscheiden wir, welches Bild nach kurzer Betrachtung uns am besten gefällt. Das Thema des Schüßler-Salzes können wir mit Hilfe des „Dialogs zur Klärung und Lösung" aus dem jeweiligen Kapitel bearbeiten und zur Tagesbewältigung nutzen. Zur ganzheitlichen Unterstützung ist die Einnahme des spezifischen Mineralstoffs an diesem Tag besonders gut geeignet.

Entstehung und Herstellung der Kristallbilder

Auf der Suche nach dem „energetischen Fingerabdruck" der Schüßler-Salze begegnete ich der Kristallfotografie. Mich begeisterten nicht nur die Bilder bei SCIENCE DOKU, sondern auch die unkomplizierte und sympathische Zusammenarbeit mit Herrn Porta, dem damit an dieser Stelle mein ganz besonderer Dank gehört. Diese einzigartigen Fotografien sollten nicht nur schön sein, sondern auch den Anspruch erfüllen, in einem nachvollziehbaren Verfahren entstanden zu sein. Zur Herstellung unserer Kristallbilder benötigten wir das entsprechende Ausgangsmaterial an Mineralstoffen, die für die Herstellung der Schüßler-Salze verwendet werden. Hier gilt mein Dank der Firma ORTHIM in Rheda-Wiedenbrück und ihren Mitarbeitern, die mir erneut mit Rat und Tat zur Seite standen. Sie stellte mir großzügig die Materialien zur Verfügung.

Grundlage der Fotografien bilden die natürlich entstehenden Kristallstrukturen der Salze. Die Mineralstoffe werden in verschiedenen Konzentrationen mit demineralisiertem Wasser als Lösung hergestellt – zumeist 0,5 bis 10 %. Diese Lösung wird eingetrocknet, um anschließend das Verhalten während der Kristallisation zu studieren. Eventuell werden zusätzliche Beimengungen wie Alkohol, andere Mineralien etc. verwendet, um den Habitus der entstehenden Kristalle zu steuern.

Auch wenn die Mineralbildungen „gesteuert" sind, folgen sie den Regeln von Physik und Chemie, da die Kristallsysteme von Natur aus vorgegeben sind. Hat man eine Lösung mit gut sichtbaren Kristallen produziert, wird ein Objektträger mit der Komposition bestückt und unter dem Forschungsmikroskop fotografiert. Dazu wird das anzuwendende Kontrastverfahren – bei den vorliegenden Bildern Nomarski Interferenzkontrast – in Form einer zusätzlichen Optik vor die Linse montiert und kalibriert. Eine digitale Spiegelreflexkamera (DigiSLR) wird mittels Adapter montiert und die Fotoserie kann beginnen. Dieses Verfahren arbeitet mit der Erfassung von Prismen und Polarisation. Als Ergebnis der Lichtdrehung des durch die Kristalle fallenden Lichtes (Polarisation) entstehen die Farben der Kristallbilder und der mineralisch übersättigten Lösung. Die Ergebnisse sind stoffspezifisch und können nach gleichem Prinzip reproduziert werden.

Erkrankungen und seelisch-psychische Zusammenhänge

Über die Ursachen von Erkrankungen wird viel diskutiert, und wie in der Einleitung bereits erwähnt, schildert dieses Buch meine ganz persönliche Auffassung beziehungsweise Beobachtungen aus meinen „Lernjahren des Lebens“. Sie summieren sich aus in Ausbildungen vermitteltem Wissen, Büchern und den durch eigene Erfahrungen gewonnenen Erkenntnissen. All dies verlangt nicht nach allgemeiner Akzeptanz oder ist als allein seligmachende Anweisung zu betrachten. Ich wünsche mir, Ihnen Anregungen zu geben, sich mit den seelischen Hintergründen von Erkrankungen auseinanderzusetzen und daraus eigene Erfahrungen zu machen, Heilung zu fördern oder das Bewusstsein zu erweitern. Jeder Leser möge sich daher das herausnehmen, was ihm dient.

Lebensschule

Der Mensch kommt mit einer seelischen Aufgabe oder Vorstellung in diese Welt. Er möchte bestimmte Erfahrungen machen und die Seele, sein Bewusstsein, weiterentwickeln. Ich sehe dies als eine Art von Schule an, in der jeder sein ganz persönliches „Reifezeugnis“ erlangen will. Jeder bringt andere Erfahrungen mit. Anhand der Entscheidung, hier in unserer Dualität des Seins seine Seele weiterzuentwickeln, sucht er sich die entsprechenden Lebensumstände aus.

Beispiel: Ein Mensch möchte die Fähigkeit leben, die Ausgewogenheit zwischen Geben und Nehmen zu verbessern. Dafür benötigt er ein entsprechendes Umfeld, das ihm beide Verhaltensweisen spiegelt, da wir in der Dualität unserer Welt das Eine nicht ohne das Andere wahrnehmen können. Wir müssen, um hell verstehen zu können, die Dunkelheit kennen; wir müssen, um süß definieren zu können, den Geschmack von bitter erlebt haben. Die Dualität zeigt sich auch in den Verhaltensweisen. So wählt sich dieser Mensch Eltern, wo beispielsweise der Vater gerne zu viel Geld ausgibt und die Mutter besonders geizig ist.

Durch das Leben mit diesen beiden Gegensätzen kann er nun zu seiner Erfahrung finden, wann es gut ist zu geben und wann nicht. Er lernt, was es heißt, sich zu beschränken und auch schrankenlos zu sein. Er lernt die Angst, nichts zu haben, und die Freiheit, viel zu geben. Die Thematik des Gebens und Nehmens wird sich in seinem Leben nicht nur bei Geld darstellen; auch bei Liebe, Wertschätzung oder Zeit kann das Grundthema sich in vielen Variationen verdeutlichen.

Das Thema wird sich auch über den Körper ausdrücken, wenn die Gefühle nicht offen bearbeitet werden: Es kann sich in Angst widerspiegeln und die Nieren belasten. Oder der Mensch erlebt das Gefühl des „Verhungerns" auf körperlicher oder seelischer Seite und reagiert über seinen Leberhaushalt. Lebt er Geiz, kann das zur Starre und Unbeugsamkeit führen, was zum Beispiel im Bewegungsapparat mit Knieproblemen oder noch stärker einem Morbus Bechterew (Erkrankung mit Schmerzen und Versteifung der Wirbelsäule) zum Ausdruck kommt.

Im Gegensatz zur normalen Schule wird man aus der Lebensschule weder rausgeworfen noch gibt es ein „nicht versetzt in die nächste Klasse". Wir dürfen unser Thema so oft bearbeiten, wie wir wollen, und bekommen es auch immer wieder serviert, damit wir es anschauen und lösen. Mich macht es immer ganz ruhig, wenn ich daran denke, dass ich auch mal trödeln darf und dennoch keine Strafarbeit bekomme.

Spiegelgesetze

In diesen Gesetzen finden wir folgende Angaben:

1. Alles, was uns am anderen gefällt, ja was wir bewundern, ist auch in uns vorhanden und will entdeckt werden. Wir fragen dann nicht wie im Märchen „Spieglein, Spieglein an der Wand, wer ist die Schönste im ganzen Land?“, sondern schauen den anderen als unseren Spiegel an und sagen: „Ja! So schön, klug usw. wie du bin ich auch!“ Klopfen Sie sich auf die Schulter und sagen Sie: „Und ich habe das selbst entdeckt!“
2. Alles, was uns an anderen stört und ärgert, sind Dinge und Eigenschaften, die wir in uns selbst klären müssen und noch zu bearbeiten haben. Wie oft sagen wir: „Ich ärgere mich.“ Dies drückt aus, dass der Ärger in uns selbst verursacht ist und dass ich der „Täter“ gegen mich selbst bin.

   Geht mir jemand „auf den Wecker“, frage ich mich: „Wo bin ich mit mir unzufrieden? Warum löst dieser Mensch solche Gefühle in mir aus? Wo handle ich nicht nach meinem wahren Inneren? Was mag ich nicht bearbeiten?“ Hier gilt es zu vermeiden, in die „Opferrolle“ zu gehen und das Gegenüber zum Schuldigen zu erklären.

   Schaue ich in meine Gefühle, nehme diese an und akzeptiere, dass es sie gibt und ich sie spüren darf, dann lerne ich sie immer besser wahrzunehmen und kann entsprechend meiner wirklichen Wünsche mein Leben verändern. Nervende „Spiegelpersonen“ brauche ich dann nicht mehr.

Diese Sichtweise des Lebens führte mich dazu zu lernen, jeden Menschen als Botschafter für mich zu sehen. Nehmen wir wahr, was der andere uns spiegelt, so können wir unsere Stärken und Schwächen erkennen und lernen, unsere Fähigkeiten wertzuschätzen. Erkennen wir unsere Schwächen an und integrieren das Thema in uns, werden wir den Hintergrund verstehen und sie werden sich zur Stärke verändern.

Beispiel: „Ich bin immer unpünktlich." Erkenne ich das an, so wird mir bewusst, dass ich zu spät komme, damit ich einen „von allen bemerkten Auftritt" habe. Gewähre ich mir das Recht, diesen Auftritt auch in mir zu haben und selbst dann, wenn ich pünktlich bin, das Recht habe, mich darzustellen, werde ich meine neu erkannte Selbstsicherheit leben und kann pünktlich sein.

Alles im Leben unterliegt einem großen Ziel und alle unsere Wegbegleiter sind unsere selbstgewählten Aufgaben. Wie könnte ich denn dem Spiegel böse sein, der mir mein eigenes Bild zeigt?

Lernaufgaben und Lebensmuster

Wenn ich in der Einleitung geschrieben habe, dass das Verhalten der Eltern oder anderer Vertrauenspersonen die Kinder in ihrem Erleben beeinflusst, so soll dies hier unter keinen Umständen als Schuldzuweisung angesehen oder verstanden werden. Wir dürfen uns natürlich nicht dazu verleiten lassen, jedes Verhalten mit der Spiegelfunktion zu entschuldigen. Man kann nicht hingehen und sein Gegenüber schlagen, um dann zu sagen: „Ich bin dein Spiegel, das brauchst du doch, um dein Lebensziel zu erreichen." Wir sollten unser Verhalten stets mit ethischem Filter prüfen und danach trachten, weder uns noch einem anderen zu schaden. Gut ist es, immer unseren eigenen Anteil an den Ursachen unseres Verhaltens zu erspüren und in uns eine Lösung zu finden, dann ändert sich auch der Umgang im Außen (siehe Hermetische Gesetze).

Wie oben geschildert, sind schwierige und schöne Dinge notwendige Erlebnisse auf dem Weg zu unserem eigenen Lebensziel. Ein weiser Lehrer sagte einmal: „Lerne die Steine in deinem Weg als Richtungsweiser und nicht als Stolpersteine zu sehen." Berücksichtigen wir dies bei den kleinen Misslichkeiten des Lebens, werden sie unbedeutend und wir können uns mit Gelassenheit auf uns selbst und unseren Weg konzentrieren.

Erleben wir immer wieder die gleiche Situation, erwischen immer wieder den gleichen Typ Partner, obwohl es mit den vorherigen schiefging, dann ist dies ein Lebensmuster, das es gilt aufzulösen. Wenn wir glauben, ein Problem zu haben, ist es hilfreich, das Gefühl näher anzuschauen, das wir damit verbinden. Rekapitulieren wir, ob wir das Gefühl schon von früher her kennen, so begegnen uns die „alten" Muster. Sie kehren in unterschiedlicher Form so lange wieder, bis wir uns ihnen zuwenden. Verweigern wir uns dem, produzieren wir Blockaden, Traumata und letztendlich seelische und körperliche Erkrankungen.

Prüfen wir jedoch diese Muster und lösen sie in Liebe auf, dann sind die Übertragungen auf den Körper nicht mehr erforderlich.

Krankheitsursachen erkennen

Wollen wir also erkennen, welche seelisch-geistigen Ursachen hinter unseren Beschwerden stehen, ist es wichtig, die eigenen Gefühle und Reaktionen genau zu beobachten.

Analysieren Sie selbst

- Wann haben die Beschwerden angefangen?
- Was ist mir in den Tagen vor Beginn der Symptome begegnet?
- Gab es etwas, worüber ich mich geärgert habe?
- Gab es ein einschneidendes, beunruhigendes Ereignis?
- Hatte ich mit jemandem Streit? Habe ich einen Verlust erlitten?
- Hatte ich Angst oder Panik?
- Gingen die Gefühle mit mir durch, habe ich Wut, Aggression oder Vergleichbares empfunden?
- Fühlte ich mich allein- oder fallen gelassen, abgelehnt, nicht wertgeschätzt, beleidigt oder Ähnliches?

Immer, wenn wir ein tiefgreifendes Erlebnis haben, das mit intensiven Gefühlsabläufen oder schockartigen Reaktionen verbunden ist, kann es zu einer seelisch-geistigen Konfliktsituation kommen. Wir erleben diesen Konflikt als Eingriff in unser Selbstverständnis und reagieren mit Blockaden bis hin zum Trauma. Die als seelische Verletzung erlebte Situation kann sich in Beschwerden manifestieren. Körperlich kommt es über die erhöht erzeugte Spannung zur Verschlechterung der Zirkulation im Körper: Wir stören die Durchblutung, bringen den Adrenalinhaushalt aus dem Gleichgewicht und erzeugen Verkrampfungen, die dann wiederum Störungen u. a. in Muskeln, im Organablauf, im Stoffwechsel, in der Nervenleitfunktion und in der Reizleitung nach sich ziehen.

Beispiel Adrenalinhaushalt: Das Hormon Adrenalin wird in Stresssituationen ausgeschüttet und war von der Evolution dazu gedacht, den Menschen in lebensbedrohlichen Momenten zu schützen und durch Aktivierung der Organe und körpereigenen Kraftreserven zu unterstützen. Wenn der Säbelzahntiger angriff, war es wichtig zu fliehen oder zu kämpfen. Dafür müssen aber im Körper geeignete Funktionen gepowert werden. Also produziert unser System Adrenalin, welches dann u.a. folgende Reaktionen auslöst: Damit genügend Kraft zum Kämpfen und Laufen da ist, stellt es die Gefäße weit, erhöht die Herzdurchblutung, verursacht die Pulssteigerung, erweitert die Lungenbläschen, damit sie mehr Sauerstoff aufnehmen, liefert durch Fettverbrennung Energiereserven und steigert die Sehschärfe. In diesem „Power-Zustand" setzen wir autonome Kräfte frei, die das Überleben sichern und im „Normal-Modus" körperlich nicht zu schaffen sind.

Die Funktionen im Körper, die *nicht* zum Überleben in einem solchen Moment beitragen, werden reduziert, z.B. die Verdauung und die Blasenentleerung. Klar, wer will dem Säbelzahntiger schon zurufen: „Warte mal einen Moment, ich muss mal."

Übertragen wir das eben Gesagte einmal auf eine heutige Konfliktsituation: Sie haben einen handfesten Krach mit Ihrem

Chef oder einem Kollegen, fühlen sich gedemütigt und beleidigt, sind wütend und stocksauer – das Adrenalin fährt also hoch. Ergebnis:

1. Sie können Ihren Chef jetzt prima sehen! Aber Sie haben bei länger anhaltenden Konflikten dieser Art möglicherweise Verstopfung.
2. Wird die Aggression nicht im tatsächlichen Kampf abgebaut, fährt das Adrenalin nicht richtig herunter, kommt es zu einer permanenten Herzüberlastung – die Folge kann Bluthochdruck sein und im schlimmsten Fall folgt der Infarkt.

Unsere Gefühle steuern Hormone und andere Funktionskreise, die wiederum Einfluss auf unsere Organe usw. haben. Über den Hypothalamus haben die Gefühle auch direkten Einfluss auf unser Verhalten uns selbst gegenüber und dem sozialen Verhalten in der Gesellschaft. Trifft uns ein Konflikt, stehen wir oft sprichwörtlich „neben uns". Ob es sich in der Psyche oder auch körperlich manifestiert, liegt an der individuellen, momentanen Verfassung und daran, wie tief greifend die Konfliktsituation war.

Gönnen wir uns nach einem solchen Erlebnis Zeit für uns selbst, gönnen uns Sport oder Meditation, kann sich die Spannung lösen, das Adrenalin wird wieder abgebaut. Machen wir das nicht, hält der Körper die Spannung aufrecht oder baut sie weiter auf, bis er unter diesem Druck Schäden erleidet oder zusammenbricht. Verschiebt er den Druck ausschließlich auf die körperliche Ebene, werden Schmerzen und andere Beeinträchtigungen hervorgerufen.

Wege zur Selbstheilung

Neben der Anwendung von Medizin, sei sie schulmedizinischer oder naturheilkundlicher Art, ist unsere persönliche Hinwendung zu uns selbst von Bedeutung. Dazu gehört selbstverständlich, dass wir uns mit guter, gesunder Nahrung versorgen, dem Körper genügend Wasser zur Verfügung stellen, für ausreichend Bewegung sorgen und viele Dinge machen, die uns Freude bereiten. Jede Störung in der Befindlichkeit ist ein Ruf des Körpers um Hilfe. Lassen wir ihn bei „Kleinigkeiten" unbeantwortet, wird er mit Verstärkung auf Aufmerksamkeit drängen. Jede Störung zeigt uns, dass wir nicht im Einklang mit unseren wahren Zielen gehandelt haben und nicht der Wahrheit des Herzens gefolgt sind.

Greifen wir hier zu Schüßler-Salzen und anderen Formen der Unterstützung, kann der Körper sich erholen und wir können unsere „Themen" bearbeiten, damit Beschwerden heilen. Nehmen wir den Hinweis des Körpers mit Dankbarkeit an und wenden uns dem Hintergrund des Problems in uns zu, dann wird das körper- und seeleneigene Selbstheilungsprogramm in Gang gesetzt. Für mich ist die Tatsache, dass wir auf diesem Weg alle Schäden selbst verursachen, das Zeichen der größten menschlichen Freiheit, der Freiheit der freien Entscheidung! *Denn nur ich denke und fühle mich!*

Wer beginnt, sich mit diesem Gedanken zu beschäftigen, sieht ihn erst einmal als Last. Denn lassen wir diesen Gedanken zu, habe „*ich* die alleinige Schuld"! Doch es ist keine Schuld, sondern Verantwortung. Der Mensch wird – leider – im Sinne der Schuld erzogen; daher muss ich es auch benennen, denn hier kann keine Beschönigung stehen. Ich stelle ja klar, wie es ist, um Sie, lieber Leser, aus diesem Programm zu befreien. Die volle Eigenverantwortung geht mit der Entscheidung einher, so zu denken, und dies erschreckt erst einmal. Wenn wir jedoch alles selbst verursachen, ist der Umkehrschluss, dass wir auch alles wieder ändern können!

Suchen wir hingegen bei anderen, bei der Gesellschaft oder beim Wetter die Schuld, dann wird es schwieriger, die Blockaden in uns zu erkennen und zu heilen. Hier kann man auch Sprichwörter einordnen wie „vor der eigenen Tür kehren", „man sieht den Splitter im Auge des anderen, doch den Balken vorm eigenen Auge nicht".

„Ich bin der Schöpfer meines Lebens und meiner Lebensumstände.“ Das mag wie ein Fluch erscheinen, ist aber ein Segen im höchsten Maße.

Suchen wir die Lösung in uns und ermitteln den Weg, dass Körper und Seele miteinander im Einklang handeln, dann finden wir ganz zu uns selbst. Wir finden die Freude an uns und an unseren klaren Handlungen wieder, die uns auf dem Weg in eine Erkrankung abhanden gekommen waren. Gehen wir mehr und mehr diesen Weg, sind wir freier und unbelastet. Wir sagen, was wir fühlen, sind ehrlich und stets authentisch. Unser Umfeld wird die Klarheit schätzen und sich auch gerne mal ein Beispiel daran nehmen.

Seelenhelfer

Ich sehe dieses Leben als Teil eines großen Weges der Seele, um Erfahrungen zu sammeln und die seelisch-geistigen Energien im Universum zu erhöhen. Ob es ein Spiel oder ein großes Programm ist, vermag wohl kaum jemand zu sagen; vielleicht erfahren wir es erst auf der „anderen Seite“. Wir kommen mehrmals und in unterschiedlichen Abständen auf diese Welt, um unser „Lern-Spiel der Seele“ zu spielen. Das heißt für mich, dass die Reinkarnation der Seele fester Teil des Lebens ist. Daher treffen wir auch immer wieder auf Menschen, die uns vertraut erscheinen und zu denen wir uns sofort hingezogen fühlen. Natürlich gibt es auch die, die wir auf Anhieb nicht ausstehen können. In solch einem Fall gilt es sicher noch karmische Aufgaben zu lösen.

Ich denke, es gibt Wesen, mit denen wir regelmäßig unsere Leben verbringen und die auch auf der Seelenebene mit uns zu einer Gruppe gehören. Schon bei der ersten Begegnung spüren wir eine enge, oft unerklärbare Verbundenheit und wundern uns, dass wir uns „so gut kennen“. Das enge Band der gemeinsam verbrachten Leben ist vorhanden und zeigt sich auch deutlich zum Beispiel darin, dass wir uns entschieden haben, wieder einmal eine neue Kombination zu leben: heute Vater/Tochter, obwohl wir im vorherigen Leben ein Paar waren. Manche Menschen begegnen uns nur für einen kurzen Moment; sie betrachte ich als Helfer aus der eigenen Seelengruppe.

Macht uns im Leben jemand Schwierigkeiten, dann stellen Sie sich folgende Situation vor: In der Zeit, da wir zwischen den Leben in einer anderen Dimension leben, treffen Sie sich mit Ihren Seelengefährten und besprechen, was Sie in Ihrem Leben hier lernen wollen. Sie wollen nun eine Erfahrung machen, die bedingt, dass Sie sich mit einem brutalen Menschen auseinandersetzen und lernen, diese Beziehung zu leben oder zu beenden. Dann bietet sich jemand aus Ihrer Gruppe an, Sie zu begleiten und für Sie praktisch das „Arschloch" zu sein. *(Manches formuliere ich etwas härter und drastischer, denn das begegnet uns auch so; das A... hat ja viele Gestaltungsmöglichkeiten, daher kann man es nicht einschränken, verharmlosen oder netter ausdrücken.)*

Denken Sie beim nächsten Mal an diese Geschichte, wenn Sie auf jemanden sauer sind! Sich diese Sicht präsent zu halten, ist nicht einfach und auch mir gelingt das nicht immer. *(Auch dazu sei wieder gesagt: Ich kann und will nicht als Guru mit Heiligenschein dastehen. Meine Klienten freuen sich immer, wenn sie feststellen, dass auch ich nur ein Mensch mit Fehlern bin. Solange ich noch „Fehlstellen" habe und diese zugebe, sehen sie die Chance, dass sie es selbst auch schaffen können, ihr Leben zu verändern.)* Wichtig ist zu erkennen, dass diese Geschichte unser Herz offener macht für Menschen, die wir sonst zu schnell abwerten.

Entstehung, Vorkommen und Signatur der Mineralsalze

In der Natur kommen die als Schüßler-Salze verwendeten Verbindungen selten in reiner Form vor. Sie werden für die Medikamentierung daher nur in Einzelfällen aus natürlichen Ressourcen gewonnen; dazu gehören zum Beispiel Natrium chloratum aus Meersalz und Calcium carbonicum aus den Schalen von Muscheln. Einige werden aus Mineralquellen durch Ausfällung und Separierung gewonnen. Die meisten Salze werden jedoch der medizinischen Reinheit wegen in einem chemischen Prozess aus den Grundstoffen hergestellt.

Als Mineralstoffkombinationen finden wir in der Natur verschiedene Mischformen. Hauptsächlich begegnen sie uns in Heilwässern und Heilsteinen. Deren Wirkung beruht, ebenso wie es bei Heilpflanzen der Fall ist, auf der Anwesenheit und Kombination verschiedener anorganischer Substanzen, eben den Mineralien und Metallen. Zwar sind diese natürlichen Mischungen in ihrem Wirkungsspektrum oft vielseitiger, zeigen uns aber meist den klaren Zusammenhang zu den Basismineralien. Mangelt es uns an diesen Mineralien, so wirkt sich dies auf den Körper ebenso aus wie auf unser Fühlen und Denken.

In der Gesteinsbildung entsteht das Eine aus dem Anderen und zeigt uns, dass die wahre Schönheit sowie die Kraft der Funktion im Miteinander entstehen und bewahrt werden.

Wie bei Pflanzen können wir bei Mineralien, Metallen und deren Gemischen an Form, Farbe und Ausdruck ihre Signatur, d.h. ihr individuelles Kennzeichen ablesen. Die Signatur der einzelnen Rohstoffe bleibt mit ihrem energetischen Fingerabdruck auch im Gemisch präsent und wirksam. Diese sehr individuelle „Handschrift" haben wir durch Laborfotografie während des Kristallisierungsprozesses praktisch „eingefangen" und können sie somit in den wunderschönen Formen und Farben der Bilder erkennen und lesen.

Mineralstoff-Kombinationen mit Metallen

Wie in der Steinheilkunde bestimmt der nichtmetallische Anteil die Grundwirkung. Nahezu alle auf der Erde vorkommenden Metalle sind in unserem Körper vertreten, jedoch in sehr unterschiedlicher Menge und Aufgabe. Ein Teil dessen ist nur in Spuren vorhanden und wirkt in größeren Dosierungen als Gift, z.B. Blei. In den Kleinstmengen wirken sie als Baustoff oder Coenzyme, fördern die Lebensprozesse der Zellen und sind an der Steuerung vieler Tätigkeiten beteiligt, u.a. auch am ausscheidenden Stoffwechsel.

Nicht alle Erfahrungen aus der Mineralogie bzw. Steinheilkunde sind den Schüßler-Salzen 1:1 gleichzusetzen, doch zeigt die Verwandtschaft uns häufig eine Grundübereinstimmung. Im weiteren Verlauf dieses Buches werde ich Grunddaten zu den Einzelstoffen und bei jedem Mineralstoff einen oder mehrere Heilsteine beschreiben, die den Schüßler-Salzen am nächsten entsprechen und mit der Wirkung korrespondieren.

Persönlich finde ich es sehr schön, wenn ich meine Schüßler-Salze und deren Energie auch mittels eines schönen Schmuckstücks bei mir tragen kann. Wer mich bei Vorträgen und Seminaren erlebt, wird an mir meistens eine Fluoritkette sehen; oder ich trage beim

Autofahren eine Kette oder Armbänder aus Fluorit. Die Nr. 1 Calcium fluoratum entspricht dem Fluorit (Flussspat), und dieses Mineral hält unsere geistige Konzentration aufrecht und sorgt dafür, dass wir den Faden nicht verlieren. Da ich bei Vorträgen auch gerne mal vom Thema abweiche und kleine Erlebnisse aus der Praxis berichte, brauche ich dank des Fluorits keine Sorge zu haben, nicht wieder zum Thema zurückzufinden.

Die Mengen der im Körper in Verwendung befindlichen Mineralstoffe sind sehr unterschiedlich. Zur Bildung der Grundstrukturen werden hauptsächlich die den Grundsalzen nach Schüßler entsprechenden Mineralien in größerer Menge benötigt. Je komplexer ein Vorgang ist, desto mehr Stoffe sind an ihm beteiligt, daher sind alle Funktionen immer von einer Vielzahl an Einzelsubstanzen abhängig.

Aufgrund dieser Abhängigkeit von Mineralstoffen, die in geringer Quantität im Körper vertreten sind, kann man sagen: Je kleiner die benötigte Menge ist, desto mehr Einfluss hat sie auf unser sensibles Seele-Geist-Muster. Wie beim Räderwerk blockiert selbst das kleinste fehlende Teilchen den Lauf der Maschine.

Die Mineralien stärken auch über Heilsteine den Charakter und geben Kraft, die eigenen Muster zu erkennen und zu ändern.

Im Folgenden gebe ich ein paar Informationen zu den wichtigsten Elementen, damit Sie bei anderen als den hier besprochenen Mineralkombinationen die Verbindung zur Gesamtwirkung herstellen können.

Mineralstoffe und Metalle, die der Organismus benötigt

Metalle sind der Kategorie Spurenelemente zugeordnet und finden im Körper für Aufbau und Funktion Verwendung. Sie dienen gleichzeitig als Katalysator und werden über die Nahrung zugeführt.

Aluminium fördert die Entsäuerung über den basischen Stoffwechsel. Es beruhigt zu aktive Prozesse und unterstützt uns dabei, Veränderungen vorzunehmen und mit den wechselnden Situationen des Lebens besser zurechtzukommen.

Arsen ist körperlich mit Reaktionen von großer Schwäche verbunden, wie sie auch im Vergiftungsfall vorkommen. So hilft es, bei Krankheiten mit Schwächung und bei allen Ängsten wieder neue Kraft zu finden und das Leben neu zu spüren.

Calcium wird zum Aufbau von Knochen und Zähnen benötigt, stärkt Herz, Blut und Nerven. Es ist seelisches Kraftfutter und stärkt das Selbstbewusstsein, und es hilft, sich in seiner Kraft zu entwickeln.

Chrom stabilisiert die Lebenskräfte bei Schwäche und Infektionen. Es stärkt den Willen, zum eigenen Weg zu stehen, diesen zu bestimmen und beizubehalten.

Eisen bringt uns Energie und Lebenskraft, stärkt die Begeisterungsfähigkeit, fördert Willenskraft und Durchhaltevermögen.

Gold fördert Energieverteilung und Vitalität, vor allem der Reproduktion. Es lässt den Sinn des eigenen Daseins erkennen und hilft uns daher, aus seelischen Tiefen herauszufinden.

Kalium reguliert Nieren, Blutdruck und stärkt die Muskulatur. Es fördert die Intuition und stärkt die eigene Kraft, mutig seinen Weg zu gehen.

Kupfer stärkt Muskeln und Blutdruck, reguliert Nieren- und Darmfunktion über entkrampfende Wirkung. Es hilft, seelische Spannungen zu lösen, Ängste und Blues loszulassen und fördert die Eigeninitiative.

Lithium unterstützt das Nervensystem und fördert Ausscheidungen. Es wirkt seelisch klärend und aufhellend, fördert das Gedächtnis und die Verarbeitung alter Muster. Wir lernen, das Leben mit Hingabe an die eigenen Ziele im Jetzt zu leben.

Mangan fördert die Aktivität des Herzens und der Muskulatur, wirkt entspannend und schmerzlindernd. Es fördert auch seelisch die Qualität des Herzens sowie zwischenmenschliches Verständnis.

Natrium reguliert den Wasserhaushalt, fördert Standfestigkeit, unterstützt die Struktur und deren Wandlungsfähigkeit. Dabei hilft es, Eigenes im Fokus zu bewahren und sich frei im Fluss des Lebens zu bewegen.

Phosphor ist für viele Mineralien der Copartner und vielfältig im Körper vertreten. Es sprüht vor Leben und fördert die Kontrolle zwischen Abgrenzung und Öffnung. Aus diesem Spannungsfeld ergeben sich Ängste und Empfindsamkeiten, die mit Phosphor wieder beruhigt werden können.

Selen Mineralien, die nur aus einem Element bestehen, stärken uns als ganzheitliches Wesen. Sie vereinen unsere inneren Widersprüche und helfen uns, unseren wahren Kern zu erkennen. Selen fördert außerdem die positiven Aspekte im Innen und Außen.

Zink ist haut- und wundheilend, fördert Immunsystem, Knochen und Gehirn. Es schärft die Wahrnehmung im Innen und Außen, vermittelt Kraft, Ruhe und die Konzentration auf das Wesentliche. Wir bekommen Mut zur Eigeninitiative und finden den Zugang zur rechten Kommunikation.

Nichtmetallische Anteile der Mineralstoffe in den Schüßler-Salzen

Im Folgenden erläutere ich den Aufbau der chemischen Struktur dieser Anteile in den Mineralstoffen. Auf den ersten Blick mag es irritieren, dass giftige Substanzen darin vorkommen. Diese verlieren im Umwandlungsprozess zum Salz jedoch ihre Giftigkeit und sind in dieser Form ständiger Bestandteil unseres Körpers.

Arsenate: Sie entstehen in Verbindung mit Arsensäure und sind enthalten in Nr. 13 Kalium arsenicosum und Nr. 19 Cuprum arsenicosum.

Carbonate: Sie entstehen in Verbindung mit Kohlensäure und sind enthalten in Nr. 22 Calcium carbonicum und Nr. 23 Natrium bicarbonicum. Abkömmlinge der Kohlensäure werden durch Metalle stabil, bleiben aber eher weich in der Struktur, z. B. Calcit, Aragonit, Azurit, Magnesit.

Halogenide (griech. Salz bildend): In Verbindung mit Wasserstoff bilden sich Säuren, die in Reaktion mit Mineralien (z. B. Calcium) und Metallen Salze bilden:

- **Brom**: als Bromid enthalten in Nr. 14 Kalium bromatum.
- **Chlor**: enthalten als Chloride in Nr. 4 Kalium chloratum, Nr. 8 Natrium chloratum, Nr. 16 Lithium chloratum, Nr. 21 Zincum chloratum und Nr. 25 Aurum chloratum natronatum. Natriumchlorid: aus der Salzsäure entsteht Halit (Steinsalz).
- **Fluor**: enthalten in Nr. 1 Calcium fluoratum; aus Fluorwasserstoff (Flusssäure) entsteht mit Calcium Fluorit.
- **Jod**: als Jodid enthalten in Nr. 15 Kalium jodatum und Nr. 24 Arsenicum jodatum.

Phosphate: bilden sich mit Phosphorsäure und sind enthalten in Nr. 2 Calcium phosphoricum, Nr. 3 Ferrum phosphoricum, Nr. 5 Kalium phosphoricum und Nr. 9 Natrium phosphoricum. Phosphate haben eine besondere Eigenschaft, da sie sowohl Säure als auch Basen neutralisieren können. Heilsteine: Variszit, Apatit, Türkis, Vivianit.

Silikate: Abkömmlinge der Kieselsäure. Wir finden sie in Quarzen und der sehr großen Familie der Silikate. Sie sind die in der Natur am häufigsten vorkommende Grundstruktur der Mineralien. Ein deutliches Zeichen, dass Nr. 11 Silicea das wichtigste Mittel der Strukturbildung ist.

Sulfate: entstehen aus der Verbindung mit Schwefelsäure und sind enthalten in Nr. 6 Kalium sulfuricum, Nr. 10 Natrium sulfuricum, Nr. 17 Manganum sulfuricum und Nr. 20 Kalium aluminium sulfuricum. Calciumsulfat kommt vor in: Anhydrit, Marienglas, Selenit.

Sulfide: basieren auf Schwefel (Schwefelwasserstoff) und sind enthalten in Nr. 18 Calcium sulfid. Heilsteine: Pyrit, Antimonit, Markasit, Chalkopyrit, Schalenblende (Sphalerit).

Anwendung und Dosierung der Schüßler-Salze

Meine Angaben in diesem Kapitel sind Grunddaten der Anwendung, die seit der Begründung der Therapie durch Dr. Schüßler bekannt sind, von seinen Nachfolgern ausgebaut wurden und von mir um das Ergebnis aus über 15 Jahren Erfahrung in meiner Arbeit mit den Mineralstoffen ergänzt wurden. In der Literatur werden unterschiedliche Angaben zur Dosierung gemacht. Lassen Sie, lieber Leser sich dadurch nicht verwirren und von der Anwendung abhalten. So, wie es keine allein seligmachende Lebensweise gibt, gibt es auch keine für jeden gleichermaßen geltende Anweisung bei den Schüßler-Salzen. Haben Sie daher den Mut, sie selbst einmal auszuprobieren, denn auch hier gilt „Versuch macht klug".

Dosierung der Grundsalze Nr. 1 bis Nr. 11
Akut: stündlich 2–5 Stück der ausgewählten Schüßler-Salze
Chronisch: täglich 3 x 3–5 Stück der ausgewählten Schüßler-Salze

Ist die Einnahme langfristig sinnvoll, kann nach ca. 3 Monaten auf 2 x 5 Stück reduziert werden. Diese Dosierung sollte bis zum Verschwinden aller Symptome beibehalten und danach noch mindestens 4 Wochen zur Auffüllung der Depots weitergeführt werden.

Kombinationen

Alle Mineralstoffe der 11 Grundsalze können miteinander kombiniert und gleichzeitig eingenommen werden.

Dosierung der Ergänzungssalze Nr. 12 bis Nr. 27

Soweit beim einzelnen Mineralstoff nicht anders angegeben ist, gilt Folgendes:

Akut: täglich 3 x 2 bis 5 x 2 Stück

Chronisch: täglich 2 x 2 bis 3 x 3 Stück, je nach Intensität der Beschwerden

Kombinationen der Mineralien

Alle 16 Ergänzungssalze können einzeln mit allen Grundsalzen zusammen eingenommen werden, wobei die im Folgenden aufgeführten Ausnahmen zu beachten sind:

Ausnahmen bei den Ergänzungssalzen

- Nr. 19 Cuprum arsenicosum und Nr. 21 Zincum chloratum: Immer mit Abstand von ca. 1 Stunde einnehmen. Beide Mineralien wirken über die gleichen Zellrezeptoren in gegenpoliger Richtung und sollten daher nicht kombiniert, d. h. gleichzeitig eingenommen werden.
- Nr. 16 Lithium chloratum: Sollte getrennt von Kalium-Salzen eingenommen werden, da sonst die Aktivierung enzymatischer Vorgänge gestört wird.
- Nr. 14 Kalium bromatum: Nach einigen Autoren ist die Haltbarkeit des Mittels begrenzt, daher sollten nicht zu alte Präparate verwendet werden. Dies habe ich persönlich jedoch nicht feststellen können.

Wenn wir uns die Wirkungsweise der einzelnen Mineralien durchlesen, kommen wohl die meisten von uns unweigerlich zu der Auffassung, dass wir eigentlich alle benötigen. Das ist auch sehr verständlich, da alle Mineralien unabdingbar für unser Leben sind, sich ständig im Gebrauch befinden und in ihren Wirkungen meist ergänzen. Daher finden wir oft bei jedem Mineralstoff etwas, das zu uns passt. Die Allround-Mischung bedeutete allerdings, als wollte man mit Schrot schießen: Irgendeins der Kügelchen wird schon treffen. Sinnvoller ist es jedoch, sich auf die tatsächlichen Defizite zu konzentrieren. Die übrigen kann der Körper zwar sicher auch verarbeiten, wir würden aber viel Geld für nicht wirklich notwendige Stoffe ausgeben.

Wie Sie an den Ausnahmen sehen, gibt es durchaus auch kontraproduktive Kombinationen. Das ist dann der Fall, wenn Mineralien beispielsweise in ihrer Wirkung aktivieren oder beruhigen. Beides gleichzeitig (wie bei Nr. 19 und Nr. 21) würde nichts bringen, und selbst dann, wenn es nicht schadet, ist es doch Geldverschwendung.

Was Sie bei der Einnahme wissen und beachten sollten

Anzahl der parallel einzunehmenden Mineralien

Viele Autoren geben an, nicht mehr als 1 bis 3 Mineralsalze gleichzeitig einzunehmen. Diese Angaben stammen aus den homöopathischen Einnahmeregeln und müssen bei der Biochemie nicht berücksichtigt werden. Sie können bei den Grundmitteln unbegrenzt miteinander kombinieren.

Bei den Ergänzungsmitteln kombiniere ich selten mehr als 3 Mittel parallel zu den Grundmitteln. Ausnahmen sind wie immer die Akutfälle; da darf man von allem einnehmen, so viel man braucht.

Tageszeit der Einnahme

Auch hier müssen wir keine komplizierte Regel anwenden. Sie können jedes Mittel zu jeder Tageszeit einsetzen, wenn es zum Symptombild passt. Die Mineralien behindern sich nicht in ihrer Wirkung, wenn Sie die oben angegebenen Ausnahmen berücksichtigen. Vielmehr ergänzen sie sich meistens, sodass die kombinierte Einnahme aus biochemischer Sicht sinnvoller ist.

Hingegen kann es nützlich sein, bestimmte Anwendungen der Tageszeit anzupassen, wie abends die Nr. 2 Calcium phosphoricum zum besseren Einschlafen zu geben oder die Nr. 17 Manganum sulfuricum zur Sauerstoffaktivierung vor dem Sport genommen wird.

Form der Einnahme

- **Lutschen:** Sie stellen sich Ihre Tagesdosierung in Form einer Mischung der Pastillen zusammen und lutschen (langsam im Mund zergehen lassen) diese über den Tag verteilt. Nicht sofort danach trinken oder essen.
- **Getränk:** Die Tagesdosis wird in drei Portionen aufgeteilt und morgens, mittags und abends in warmem bis heißem Wasser aufgelöst und in kleinen Schlucken getrunken (im Mund spülen).
- **Tagesgetränk:** Die Gesamtmenge der Tagesdosierung kann auch morgens in einer Flasche Wasser gelöst und über den Tag verteilt schluckweise getrunken werden. Diese Variante bietet sich vor allem für Berufstätige an, die nicht die Möglichkeit haben, ihre Mischung dreimal täglich frisch anzusetzen.
- **Die heiße Sieben:** Nimmt man die Nr. 7 Magnesium phosphoricum alleine, dann sollte sie möglichst in heißem Wasser gelöst und in kleinen Schlucken getrunken werden, da die Wärme die Aufnahme des Magnesiums beschleunigt. Dies bewirkt im Akut- und Stressfall die schnellere Wirkung dieses Salzes.

Verwenden Sie zum Auflösen nur kohlensäurefreies und mineralarmes Wasser. Die Mundschleimhaut nimmt die Mineralien auf. Damit gehen sie direkt ins Blut und können in der Magenpassage nicht „abgefangen" werden. Deshalb dürfen die Pastillen keinesfalls heruntergeschluckt werden.

Behandlungsdauer

Bei akuter Erkrankung

Sie sollte bis zum Verschwinden aller Symptome behandelt werden. Danach sollten die Grundsalze zum Auffüllen der Speicher für die gleiche Zeit in der Erhaltungsdosierung von 12 Stück pro Mineralstoff weiter eingenommen werden. Die Ergänzungssalze sind in dieser Phase mit 3 x 2 Stück täglich weiter zu nehmen.

Bei chronischer Erkrankung

Beschwerden, die länger als zwei Jahre bestehen, erfordern eine Behandlungszeit von mindestens 9 bis 12 Monaten. Oft ist eine jahrelange oder Dauereinnahme sinnvoll. Dies gilt vor allem bei schwereren Erkrankungen. Bei einer regenerativen Behandlung ist Geduld und Disziplin erforderlich.

Eine Symptombearbeitung mittels chemischer Medikamente wirkt vielleicht schneller, bleibt aber an der Oberfläche und beseitigt nicht die Ursachen. Wollen wir die Ursachen beseitigen, müssen wir dem Körper und der Seele Zeit einräumen und die notwendige Hilfestellung geben, dies zu erreichen.

Der Heilungsverlauf geschieht meist in Intervallen, wo sichtbare und spürbare Verbesserungen mit Zeiten abwechseln, wo scheinbar nichts passiert. Dann repariert der Körper jene Bereiche, die wir nicht rational steuern und daher auch nicht so direkt wahrnehmen.

Ausschleichen von schulmedizinischen Medikamenten

Dies sollte stets in Abstimmung mit dem behandelnden Therapeuten und in kleinen Schritten vorgenommen werden. Erst sind für mindestens 3 bis 4 Wochen die Schüßler-Salze parallel zur schulmedizinischen Medikation zu verabreichen. Haben sich die Werte stabilisiert, kann in kleinen Schritten die Anpassung erfolgen. Auf jeder Stufe sollte höchstens um eine halbe Tablette reduziert und nur in Abschnitten von 4 bis 6 Wochen nach erfolgter Stabilisierung weiter reduziert werden.

Nebenwirkungen und Unverträglichkeiten

Nebenwirkungen und Wechselwirkungen mit Medikamenten gibt es mit Schüßler-Salzen nicht. Die handelsüblichen Pastillen bestehen aus Milchzucker als Verreibungsmittel und Kartoffel- oder Weizenstärke als Formstoff.

Milchzucker

Unverträglichkeit kann bezüglich des Milchzuckers bestehen. Milchzucker (Laktose) wird im Körper durch das körpereigene Enzym Laktase aufgeschlüsselt. Aus bisher unbekannten Gründen wurde bei einigen Menschen dieses Enzym in der Kindheit nicht gebildet. Dieser Mangel kann vom Körper nicht mehr ausgeglichen werden. Es besteht die Möglichkeit, das Enzym in Tablettenform zu sich zu nehmen. Für die Einnahme der Schüßler-Salze ist es dann jedoch einfacher, auf die in Tropfenform erhältlichen Präparate oder auf Globuli auszuweichen. Dabei entsprechen 5 Tropfen oder Globuli einer Pastille.

Personen hingegen, die unter einer Milcheiweißunverträglichkeit leiden, können die Pastillen normalerweise vertragen.

Bei Personen mit vorgeschädigtem Stoffwechselsystem können sich Reaktionen im Verdauungssystem zeigen, wie Blähungen, Rumoren im Bauch, Veränderungen beim Stuhlgang mit Durchfall oder Verstopfung. Zur Bereinigung und Regeneration des Darmsystems ist es sinnvoll, eine Kur mit Präparaten zu machen, die Kolibakterien enthalten.

Was lässt sich in solchen Fällen tun, um solche Nebenwirkungen zu vermeiden und dennoch von den Schüßler-Salzen zu profitieren? Die Antwort ist:

Filtern: Der Milchzucker und die Formstoffe lassen sich auch weitgehend ausfiltern. Dazu löst man die Mineralien in kaltem bis lauwarmem Wasser auf, lässt sie ca. 10 Minuten stehen; dann sind die Ionen frei im Wasser, Milchzucker und Formstoff haben sich unten abgesetzt. Nun die Mischung durch einen Tee- oder Kaffeefilter absieben.

Erstverschlimmerung

Die Wirkung der klassischen Homöopathie nach Samuel Hahnemann beruht auf dem Heilungsprinzip, „Gleiches mit Gleichem" zu behandeln. Wird eine homöopathische Substanz einem gesunden Menschen verabreicht, kommt es zu einer sogenannten Mittelprüfung: Es zeigen sich Krankheitssymptome. Die auftretenden Beschwerden liefern so die Information, bei welchen Erkrankungen das Mittel eingesetzt werden kann. Dabei ist meist eine Erstverschlimmerung zu erkennen; das heißt, die vorhandenen Symptome verstärken sich anfangs, um dann langsam abzuklingen, sofern das richtige Mittel gewählt wurde.

Die Biochemie folgt *nicht* diesem Prinzip. Verabreichen wir einem gesunden Menschen die Schüßler-Salze, so treten keine Beschwerden auf. Im Akutfall erfolgt bei richtiger Mittelwahl sofort eine Besserung. Es tritt keine Erstverschlimmerung auf.

Was passiert, ist, dass es zu einer Erstreaktion kommt. Beispiel: Setzt man stoffwechselfördernde Salze ein, dann ist es die erwünschte Reaktion, dass mehr Ausscheidung erfolgt und Urin oder Stuhl sich verändern. Das zeigt uns, dass das System auf unsere Mittelgabe anspricht.

Wenn wir die Salze zur seelischen Behandlung einsetzen, kann die Erstreaktion auch in Form von körperlichen Symptomen auftreten. Diese verschwinden dann meist recht schnell.

Behandlung von Kindern

Dosierung der Grundsalze

Die Dosierung der Grundsalze erfolgt nach dem Alter. Pro Lebensjahr gibt man 2 Pastillen. Will man mehr als zwei Sorten einsetzen, so nimmt man das doppelte Lebensalter als Höchstgrenze. Beispiel: Das Kind ist 6 Jahre alt, kann also 12 Stück täglich erhalten. Verabreiche ich drei verschiedene Salze, so sind das pro Salz je 4 Stück.

Dosierung der Ergänzungssalze

Hier geben wir 2 x 1 oder 2 x 2 Stück pro Tag.

Bei den Ergänzungssalzen ist die Nr. 22 Calcium carbonicum besonders wertvoll für Kinder im Wachstum.

Kuren

Die Salze Nr. 17 Manganum sulfuricum, Nr. 19 Cuprum arsenicosum, Nr. 21 Zincum chloratum und Nr. 26 Selenium können bei Leistungsschwäche, allgemein schlechtem Entwicklungszustand und schwachem Immunsystem täglich abwechselnd für einige Wochen als Kur gegeben werden.

Alle anderen Ergänzungssalze, außer Nr. 22 Calcium carbonicum und Nr. 21 Zincum chloratum, sollten Kindern nur in therapeutischer Begleitung verabreicht werden.

Beschreibung der Schüßler-Salze

Vorab ein kleiner Wegweiser

Zu Beginn finden Sie eine ausführliche Beschreibung der Mineralsalze und deren ganzheitlicher Wirkung. Oft bedarf es in einer Therapie mehr, als ein Medikament zu schlucken oder den Mineralstoffhaushalt wieder in die rechte Balance zu bringen. Gerade die Seele oder Psyche gerät manchmal aus dem Gleichgewicht und will mit all ihren Facetten betrachtet werden und Achtsamkeit erfahren.

Anschließend folgt die Besprechung der 27 Schüßler-Salze. Die Angaben sind nach folgenden erläuternden Überschriften geordnet:

Prinzip

Allen Salzen habe ich ein Prinzip zugeordnet, das sich sowohl auf der körperlichen wie auch auf der seelischen und geistigen Ebene ausdrückt. Da diesem Prinzip eine besondere Bedeutung in der Wirkungsweise des jeweiligen Salzes zukommt, steht es immer am Anfang der Beschreibung und wird auf besondere Weise hervorgehoben.

Seele-Körper-Muster

Die Seele-Körper-Muster werden in wichtige Einzelmuster unterteilt, sodass hier die Grundthemen in der Überschrift erkennbar sind und dann in ihren Zusammenhängen und den Möglichkeiten zur Änderung und Heilung dargestellt werden. Auch wenn sich Körper-Seele-Muster einfacher spricht, habe ich die andere Version gewählt, da sie unserem inneren Programm entspricht. Die Seele oder auch Psyche und ihre Gefühle sind der Beginn einer Reaktion in uns auf das Außen, danach reagiert der Körper mit seinem Verstand in Form einer Aktivität. Hieraus entwickeln sich die Muster, nach denen wir unser Leben gestalten und die zu Erkrankungen führen können.

Dialog zur Klärung und Lösung

Hier können Sie, lieber Leser, nun bei jedem Mineralstoff Ihre ganz persönlichen Erfahrungen machen und Ihre „Heilwerdung" mental unterstützen. Die Themen, die im Defizit und im ausgeglichenen Zustand körperlich und psychisch relevant sind, werden in diesem wichtigen Abschnitt zur Klärung und Lösung angeboten.

Fragen Sie sich selbst

Da sich manche Verhaltensmuster schon in der Kindheit prägen oder sich unbewusst durch die Erziehung entwickelt haben, erkennen wir sie und ihren blockierenden Einfluss nicht immer. Die hier angegebenen Fragen sind dafür gedacht, dass Sie praktisch im Nähkästchen Ihrer Gefühle graben können. Lernen wir die Gefühle erkennen, die uns bewegen, können wir in die Lösung gehen. Integrieren Sie Ihre Gefühle und Antworten mit Hilfe der *Neuen Seelenwege*, dann können Sie die Probleme loslassen und lernen, schädigende Muster aufzugeben.

Da Sie hier selbst Ihr Unterbewusstsein ansprechen, sind die Fragen in der ersten Person formuliert.

Neue Seelenwege

Nutzen Sie diese Hinweise, um immer wieder Ihr persönliches Muster zu finden, zu prüfen und zu ändern. Hier spreche ich Sie, lieber Leser bewusst mit einem DU an. Unser Unterbewusstsein stammt noch aus Zeiten, wo sich die „Höflichkeit der Zivilisation" nicht auf die Sprache ausgewirkt hatte. Wollen wir also unser Inneres neu programmieren, so müssen wir diese Form der persönlichen Ansprache wählen. Daher gebe ich diese Hinweise direkt an Ihr Unterbewusstsein und auf dieser tieferen Ebene entscheiden Sie sich, diese Hinweise als Hilfe zur Selbstheilung anzunehmen.

Affirmationen

Täglich vor dem Aufstehen und vor dem Einschlafen mehrfach gesprochen oder in der Meditation als Mantra verwendet, helfen Ihnen diese positiv formulierten Aussagen, sich seelisch zu stärken und Ihren persönlichen Weg zu finden.

Eigene Erfahrungen

In diesem Abschnitt gebe ich meine persönlichen Erlebnisse mit den betreffenden Schüßler-Salzen wieder, die ich für besonders bedeutungsvoll halte, wenn diese bei dem Seele-Körper-Muster nicht erwähnt werden.

Mineralstoffe aus anderen natürlichen Vorkommen

Hier finden Sie Beschreibungen von Heilsteinen und die Nennung von Heilpflanzen, die die jeweiligen Mineralstoffe enthalten. Diese Angaben haben jedoch keinen Anspruch auf Vollständigkeit, sondern sind als Anreiz gedacht, sich selbst mit der Zusammensetzung von Naturstoffen zu beschäftigen.

Steinheilkunde

Bei möglichst allen Mineralstoffen mache ich Angaben zu korrespondierenden Heilsteinen (siehe auch Kapitel „Entstehung, Vorkommen und Signatur der Mineralsalze").

Mit diesen zusätzlichen Angaben möchte ich deutlich machen, dass die Schüßler-Salze ein Teil unserer Natur in dieser Welt darstellen. Die Funktion und Wirkung anorganischer Substanzen ist zwar heute durch unsere Wissenschaft detailliert im Labor darstellund nachweisbar, doch haben wir das Rad nicht neu erfunden. Zu allen Zeiten und in allen Kulturen haben die Menschen gewusst, was ihnen hilft. Mag man in alten Büchern Hinweise finden, dass bestimmte Heilsteine oder Kräuter gegen böse Mächte halfen, so können wir dies in unserer heutigen modernen Sprache mit Angst in Verbindung setzen.

Heilsteine liefern uns auf direktem Weg die vielfältigen Mineralien und Metalle, aus denen sie gebildet wurden. Tragen wir die Steine an uns, werden die Substanzen in kleinsten Partikeln durch den Säuremantel der Haut gelöst und von uns aufgenommen. Direkt sehen können wir das bei Silber, das je nach Hautbeschaffenheit (Menge der Säure) schwarz wird und auch schwarz auf die Haut abfärbt, da hier ein Oxidierungsvorgang die Silberteilchen chemisch umgewandelt hat.

Ebenso verbinden uns die Steine mit der Energie des Entstehungsprozesses so, wie die Salze uns durch die Potenzierung auch ein aktiviertes Energiemuster bieten.

Eine weitere Möglichkeit, die Mineralien der Heilsteine zu nutzen, ist die Verwendung zur Trinkwasserbereitung. Dazu legt man die passenden Steine – ca. 5 walnussgroße Stücke – in einen Glaskrug mit 1 Liter kohlensäurefreiem Wasser und lässt ihn ca. 12 Stunden stehen, am besten an einem hellen Platz. Dann gießt man das Wasser in die tägliche Trinkflasche und füllt den Krug wieder auf. Sie können nur eine Sorte verwenden oder auch zwei oder drei verschiedene Steine. Diese können Sie passend zu Ihren Schüßler-Salzen auswählen.

Bei reinen Metallen oder sehr metallhaltigen Steinen darf man keine Mischungen machen und setzt sie nicht als Trinkwasser, sondern nur als Heilwasser an. Das heißt: Hiervon trinkt man dann lediglich ca. 100 ml über den Tag verteilt.

Experimentieren Sie ruhig mal mit den Steinen, die zu „Ihrem" Schüßler-Salz passen. Dieses Wasser wird Ihnen gut schmecken. Hingegen wird Ihnen das Wasser von einem Salz, das Sie nicht benötigen, auch nicht mehr so recht zusagen.

Heilpflanzen

Bei einigen Grundsalzen erwähne ich Heilpflanzen, in denen der Mineralstoff direkt nachgewiesen wurde. Diese entstammen den Unterlagen von Dr. Jaedecke und verschiedensten Quellen, die mir in der Kräuterheilkunde begegnet sind. Sie sind eine Möglichkeit, durch Kräutertees den Körper auch substanziell mit den Mineralien zu versorgen, die durch die natürliche Kombination zum Beispiel mit Enzymen und Bioflavonoiden in der Pflanze für den Körper besonders gut verwertbar sind. Alle Pflanzen enthalten Mineralstoffe, da sie wie wir aus gleichen Grundstoffen entstehen. Je nach Art sind jedoch die Zusammensetzungen und die jeweils enthaltenen Mengen unterschiedlich. Weitere Angaben finden Sie in entsprechender Pflanzenlektüre.

Die Grundsalze Nr. 1 bis Nr. 11

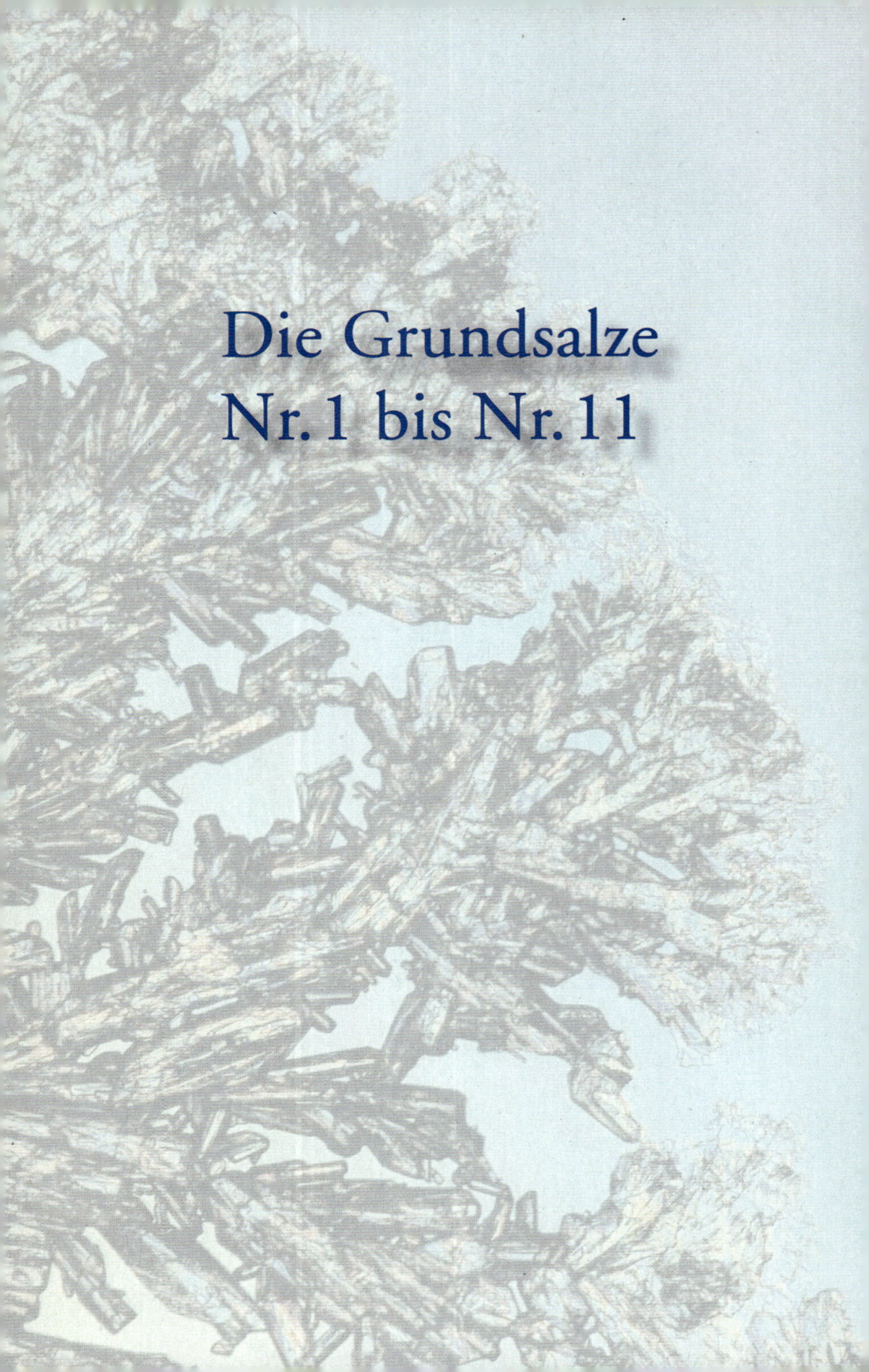

Nr. 1 Calcium fluoratum D12

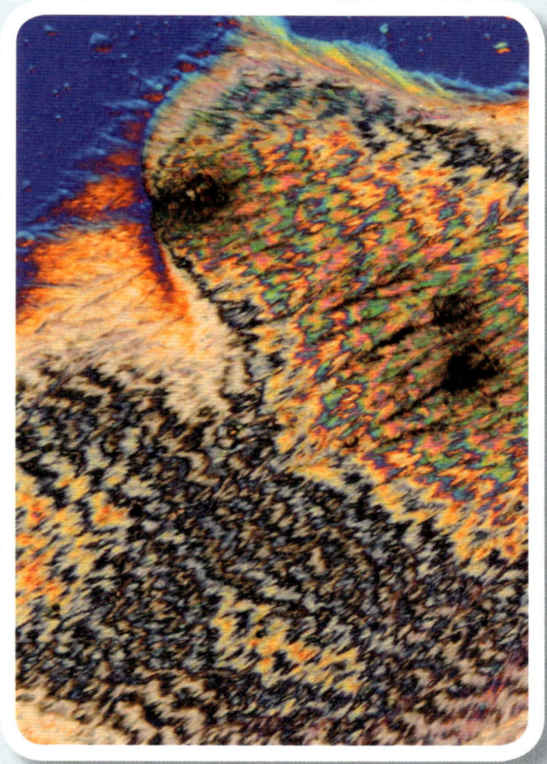

Prinzip
Schutz und Hülle des Lebens

Nr. 1 Calcium fluoratum steht für die Dualität zwischen Beweglichkeit und Starre. Es ist körperlich wie seelisch und geistig der Regent der Elastizität.

Dieses Mineral hilft, den Weg zum eigenen Standpunkt zu finden. Sind wir im ausgewogenen Zustand und verfügen über genügend Material an diesem Mineralstoff, dann bietet uns der

1

Fluss des Lebens die Möglichkeit, uns frei in ihm zu bewegen. Wir stehen Neuem offen gegenüber und lösen uns von einengenden Mustern. Bei all dem verhilft Nr. 1 Calcium fluoratum uns, dennoch die innere Ordnung und Festigkeit beizubehalten.

Seele-Körper-Muster

Elastizität und Erwartungen

Erwartungshaltungen an andere, die der Mensch nicht äußert, erschweren ihm das Leben und führen zu Enttäuschungen, die hart und starr machen. Je häufiger dieser Zustand eintritt, desto mehr kommt es zu inneren Verhärtungen, und er verliert auf allen Ebenen seine Elastizität.

Bleibt der Mensch in diesem Zustand, folgen die körperlichen Verhärtungen nach: Muskel- und Sehnenbeschwerden, Steinbildungen, Gewebe- und Organverhärtungen mit vielen gesundheitlichen Folgen, rheumatische und arthritische Zustände engen auch körperlich seinen Radius ein. Wenn er geistig und seelisch erstarrt, fehlt ihm die Kompromiss- und Anpassungsbereitschaft.

Geistig verliert er leicht „den Faden", das heißt, er hat Konzentrations- und Lernstörungen und kann mitten im Satz vergessen, was er sagen wollte. Übertragen zeigt uns dies, dass der Mensch seinen eigenen Weg nicht sehen und im Leben nicht weiterwissen kann. Hier hilft Nr. 1 Calcium fluoratum, wieder klar zu sehen und den neuen Weg zu gehen.

Eltern-Kind-Muster

Das Calcium-fluoratum-Bild finden wir häufig bei Kindern von Eltern, die „den Schein wahren" und das Prinzip leben, „wie es drinnen aussieht, geht keinen was an". Ihnen ist wichtig (oft sind es Mütter mit Mangel an Nr. 8 Natrium chloratum), einen guten Eindruck zu vermitteln – auch dann noch, wenn es schwerfällt. Das Kind ist brav, fleißig und tüchtig und tut alles, damit es die Zuneigung verdient.

1

Wertschätzung

Der Mensch ist bereit sich zu verbiegen, um Wertschätzung zu erreichen. Das führt zu Haltlosigkeit und dem Wunsch, beschützt zu werden. Hier liegt die Grundlage für Wirbelsäulenverkrümmungen, Skoliosen usw. Findet er einen Schutzpartner und fühlt sich dann eingeengt statt angenommen, kehrt sich das Prinzip um und es kommt zur Verhärtung. Ist der Schutzpartner jedoch liebevoll, so kann sich der Mensch entweder „aufrichten" oder er bleibt in der gebeugten Haltung und erfüllt die Wünsche des Partners im Übermaß. Lernt der Mensch, sich selbst wertzuschätzen, dann entfallen diese Mechanismen.

Ausgewogenheit

Der ausgewogene Zustand zeigt einen Menschen, der die Mitte zwischen Selbstschutz und Anpassung findet. Dieser Mensch ist meist hilfsbereit und leistet gerne viel, auch für andere. Ist das rechte Maß vorhanden, macht ihm dies Freude und er erlebt die Wertschätzung in sich selbst und braucht sie nicht von außen zu erhalten. Dabei begleitet ihn zeit seines Lebens die Sehnsucht nach dem Menschen, der ihn hält und an seiner Seite steht.

Wird jedoch diese Hilfsbereitschaft von anderen missbraucht und der Mensch fühlt sich ausgenutzt, kann dies zu Explosionen führen, die nicht selten den Abbruch jeglichen Kontaktes mit dieser Person auslöst.

Hüllenbildung

Das Verbergen des eigenen Inneren unter der gut polierten äußeren Schale wird zum belastenden Prinzip. Standpunkte werden fixiert, machen starr und unbeugsam. Häufig entsteht ein geradezu tyrannischer Druck gegen sich selbst oder das Umfeld. Wird der Druck permanent nach innen geleitet, entstehen harte Knoten oder Tumore, ein Panzer engt Körper und Seele ein. Der Mensch verliert die Beweglichkeit, das Schicksal beugt ihn (z. B. Morbus Bechterew), er schließt sich ein in sein seelisches Gefängnis. Er kann nicht mehr raus aus seiner Haut, sie wird oft brüchig oder legt sich mit Hornhaut einen Panzer zu.

1

Abgrenzung

Nr. 1 Calcium fluoratum verhilft zum Vertrauen in die eigene Abgrenzungsfähigkeit und zeigt den Mittelweg zwischen Überanpassung und Starre. Wer auf Schutz und Mauern zu verzichten lernt und die eigene Wertschätzung nicht mehr von anderen abhängig macht, kommt in die innere Balance. Dann weiß der Mensch, wann eine Anpassung zum eigenen Nutzen sinnvoll ist und wann der Schutzschild vonnöten wird.

Die Empfindsamkeit gegenüber Menschen, die ihn verunsichern, löst Abwehr aus und kann zu starken Ausbrüchen führen.

Zu kurz kommen

Durch den Verlust der Elastizität werden Sehnen und Muskeln verkürzt. Seelisch und geistig hat der Mensch den Eindruck, „zu kurz zu kommen“, also nicht genug erhalten zu haben. Das Thema zeigt sich bei Eltern und Partner: Einer glaubt, in der Liebe zu wenig zu bekommen. Geldmangel, berufliche Miseren, fehlende Anerkennung usw. symbolisieren diesen Zustand.

Lässt man im Vertrauen die Spannungen fallen, wird alles fließen und auch die gewünschten Dinge und Verhaltensweisen fließen einem wieder zu.

Besonderheiten

Betrachten wir die „Fältelung“ des Schicksals als den Schöpfungsakt unserer „Edelstein-Seelenerfahrung“ (damit meine ich die Seele als unseren eigenen inneren Edelstein) und erkennen die Schönheit, die im Druck des Seins entstehen kann. Überlassen wir uns dem Fluss des Lebens und erfreuen uns an der Vielseitigkeit des Seins (unseres eigenen Seins und dem der Lebewesen um uns herum).

Spannend finde ich zu beobachten, dass die Defizite eines Mineralstoffes scheinbar einen großen Teil unserer Gesellschaft beeinflussen, manche Entwicklungen wie die Mode steuern und so Teil dessen sind, was wir Zeitgeist nennen. In den letzten Jahren zeigte sich für mich diese Unsicherheit – vor allem unter den

Jugendlichen – in der Mode, die Schuhe nicht zuzubinden. Daraus folgt eine Form der Haltlosigkeit, bei der ein stabiles „Vorangehen“ nicht möglich ist. Die gleichzeitige Mode der Jungen, nämlich dass der Hosenboden tief zwischen den Beinen hängt, verstärkt diesen Zustand des Nr.1-Defizites im Thema „mehr Schein als Sein“. Ein weiteres Modemerkmal dazu sind Schuhe, die viel länger als der Fuß sind – auch hier viel Schein. Das alles sind Zeichen der Instabilität im Auftreten, welche die Fortbewegung einschränken und mehr äußere Hülle als wahre Kraft zeigen.

Parallel und passend dazu finden wir viele Jugendliche, die Probleme mit ihren Gelenken wie überelastische Bänder haben und schnell umknicken oder wo Bänderrisse und Überdehnungen passieren.

Die Tendenz zur Skoliose ist im Teenageralter verstärkt vorhanden. Sich verbiegen oder das eigene Rückgrad noch nicht haben ist der Hintergrund. Wir finden selten junge Menschen mit einem kräftigen Händedruck, denn sie sind noch geprägt von zu viel Anpassung und fehlender Stabilität (Kombination mit Nr. 2 Calcium phosphoricum wäre hier wertvoll). Auch das sind wieder Merkmale, die uns das Defizit von Calcium anzeigen und dies oft kombiniert mit fehlender Kieselsäure (Nr. 11).

Dialog zur Klärung und Lösung

Fragen Sie sich selbst

- Wo komme ich zu kurz?
- Wo fehlt die Ausdehnungsmöglichkeit in meinem Leben?
- Wo stecke ich zurück?
- Wo und wann bewege ich mich oder bewege ich mich nicht?
- An wen habe ich Erwartungen?
- Wem gebe ich die Verantwortung ab?

Neue Seelenwege

Passe dich wie das fließende Wasser dem Flussbett des Lebens an. Bleibe frei und sicher im natürlichen Lauf des Wassers, ohne dir einen Kanal zu suchen, der dich mit hohen Wänden begrenzt und deiner Lebendigkeit ein Ende setzt. Spüre in deiner Ruhe deine Kraft und lebe diese Schutz gebenden Fähigkeiten.

Affirmation

Ich bin lebendig im Fluss meines Lebens.

Eigene Erfahrungen

Bereits als Kind war Hornhaut an den Füßen mein ständiger Begleiter, sodass ich wohl damals schon einen hohen Mangel an Nr. 1 Calcium fluoratum hatte. Das war so, bis ich die Schüßler-Salze kennenlernte. Seither hält sich dieses „Problem" in Grenzen und vor allem stellte ich im Laufe der Jahre fest, dass meine bis dahin krummen Zehen mit immer eingekrümmten Nägeln sich begradigten. Die immerwährenden Druckstellen zwischen den Zehen verschwanden ebenso.

Während der Zeit, als ich für die Heilpraktikerprüfung lernte, probierte ich die Nr. 1 als Konzentrationshilfe aus und war begeistert. Ich konnte länger lernen und behielt das Gelernte auch besser. Bei Vorträgen und Seminaren stellte ich fest, dass ich „den Faden behielt" und mir die Konzentration nie verloren ging.

Es ist mir zur festen Gewohnheit geworden, vor Kursen Nr. 1 Calcium fluoratum zu nehmen, und auch als Creme habe ich es für zwischendurch meist dabei. Lässt im Kurs die Aufmerksamkeit nach, kreist diese dann bei den Teilnehmern. Damit Stirn und Nacken eingerieben, sind wir alle wieder geistig fit. Parallel dazu trage ich gerne eine Fluoritkette.

Mineralstoffe aus anderen natürlichen Vorkommen

Steinheilkunde

Da die Mineralstoffkombinationen in der Natur nur selten so rein vorkommen, finden wir verschiedene Mischformen. Diese sind dann zwar vielseitiger in ihrem Wirkungsspektrum, zeigen uns aber meist doch den klaren Zusammenhang zu den Basismineralien.

Apatit Bei ihm finden wir eine besonders schöne Kombination der Salze Nr. 1 Calcium fluoratum und Nr. 2 Calcium phosphoricum. Diese Zusammensetzung verbindet die Offenheit und Anpassungsfähigkeit des Calciumanteils, die Kontaktfreude des Phosphors und die Flexibilität des Fluors. Gleichzeitig stabilisiert der Gesamtkomplex sowohl körperlich wie geistig und bietet dem Menschen die Chance, mit guter Energiereserve seinen Erfolg im Leben zu finden und sich dabei selbst nicht aus dem Blick zu verlieren.

Creedit Er bietet eine weitere Kombination, allerdings begleitet das Calcium Schwefel als Sulfat; dabei kommen dann die sulfurischen Eigenschaften mehr zum Tragen, da dieser auf den Leberhaushalt wirkt. Bringen wir dies in Kombination mit der regenerativen Wirkung des Fluorits auf die Haut, so haben wir hier zwei Komponenten, die besonders bei Hautleiden Anwendung finden können. Mit Hilfe des Creedit werden Zellteilung und Geweberegeneration gefördert.

Das sulfurische Element bringt einen Bewegungs- und gleichzeitig einen Entspannungsaspekt in die Starre des Fluoritanteils und umgekehrt dem schlaffen Anteil des Fluorit den aktivierenden Teil des Sulfurs. Mit seiner Hilfe kann der Mensch sich als geistiges Wesen erkennen und annehmen.

Fluorit (Flussspat) Hier finden wir die „Fältelung" im Gestein geformt zu einer Schönheit, die oft einen brüchigen Charakter zeigt, doch auch die Vielfalt der Farben birgt.

1

Die Ansammlung von Gestein auf einem urzeitlichen Flussboden, der durch die Kraft des Wassers bewegt wird, wird so zu immer neuen Formen und Schichten aufgebaut sowie wieder abgetragen und lässt diese Steinschichten entstehen. Ähnliche Prozesse laufen bei geologischen Verschiebungen in der Erdstruktur ab und haben in Jahrmillionen durch hydrothermale und pneumatische Wirkungen dieses Gestein geschaffen. Durch den Einfluss der Verdichtung im Laufe des „Bewegt- Werdens“ entsteht ein milchiger bis klarer Edelstein mit kristallartiger, häufig fluoreszierender Struktur, durchzogen von „Faltstellen“, an denen er leicht bricht.

Diese Schichten sind denen unserer menschlichen Gewebe wie Muskeln und Bindegewebe sehr ähnlich. Die Vielfältigkeit der gefalteten Substanzen – Mineralien und Metalle – gibt dem Fluorit seine abwechslungsreiche Färbung von kristallklar über viele Grüntöne bis hin zu hauchzartem oder kräftigem Violett.

Prasem Mit diesem Mineral finden wir körperlich den Bezug zu den Narben, denn der Stein hilft, diese zu glätten und ihre Störfelder auszugleichen. So wie der Stein hilft auch die Nr. 1 Calcium fluoratum, Narben auf der Seele zu glätten und uns mit dem Schicksal zu versöhnen.

Heilpflanzen

Zwiebel, Kresse, Gerste.

Nr. 2 Calcium phosphoricum D6

2

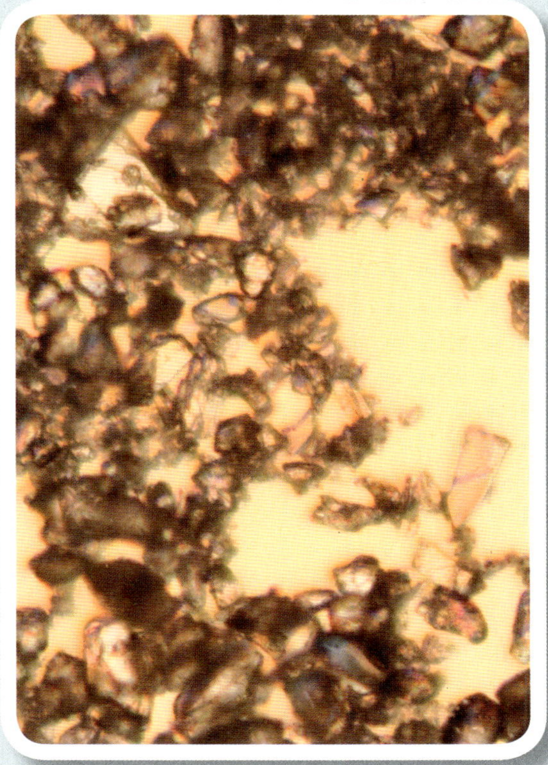

Prinzip
Grundlage der Existenz

Nr. 2 Calcium phosphoricum symbolisiert die Ausgewogenheit zwischen weich und hart. Harte Schale – weicher Kern, und darin oft die Perle – also umgekehrt: das Harte im Weichen – entstanden, um den Umwelteinfluss zu neutralisieren. Hartes entsteht als Reaktion auf von außen Eindringendes.

Seele-Körper-Muster

2

Stabilität des Seins

Alle Calcium-Typen verbindet die Kombination der harten Schale und des weichen Kerns. Wir finden dies ebenfalls stark ausgeprägt beim Bild der Nr. 22 Calcium carbonicum. Diese Entsprechung im Körper finden wir bei den Knochen, die das empfindsame Knochenmark enthalten, welches für die Produktion unseres Lebenssaftes verantwortlich ist: das Blut. In der Mitte der Wirbelsäule liegt unser Informationsträger Nummer eins, das Rückenmark, dessen Schädigung verheerende Folgen haben kann.

Die äußere harte Schale schützt das Leben, bildet gleichzeitig die Stärke der Knochen, die dem Menschen den aufrechten Gang und die Stabilität seiner Statik gewährleisten, die eine gerade Haltung ermöglicht.

Auf der materiellen Ebene setzt man Nr. 2 Calcium phosphoricum zur Knochenbildung, zur Blutbildung und -unterstützung ein. Es hilft, Eiweiß zu verarbeiten und beruhigt über den Parasympathikus die Nerven und den Blutdruck.

Anspannung und Entspannung

Überträgt man diese Eigenschaften auf die seelisch-geistigen Belange, so setzt sich der Mensch mit einem Defizit an Nr. 2 Calcium phosphoricum selbst ständig unter Druck. Typisch für ihn ist zum Beispiel die ständige Nackenverspannung.

Anspannung und Lockerung sind ein ständiges Thema. Den Hintergrund hierzu bildet das Verlangen, „gesehen zu werden". Trifft dies zu, ist er getrieben von dem Gefühl, zu kurz zu kommen und nicht alles zu bekommen, was ihm zusteht. Um das zu erlangen, muss er auffallen, sich selbst in Szene setzen. Dieser Mensch lebt nur, wenn er gesehen wird! Übertreibungen, Possen und Sprüche sind wichtig, damit er auffallen kann, denn nur in der Reaktion des Gegenübers kann er sich wahrnehmen. Er ist der „Rückmeldung" ausgeliefert. Der eigene Platz muss behauptet werden.

2

Schutz und Abgrenzung

Der Mensch im Defizit an Nr. 2 kann zu anderen Personen nicht wirklich Vertrauen entwickeln. Häufig bestimmt Angst sein Verhalten und verstärkt die Spannung im Inneren. Im Außen entsteht eine harte Schale, die wenig Gefühl für andere durchlässt. Stabilität wird zur Mauer. Er strebt stark nach Sicherheit und verliert den Mut, Veränderungen einzugehen. Dies hat zur Folge, dass Umbauten im Körper nur noch schwer zu erreichen sind: Das System wird brüchig und führt zu Fehleinbauten von Substanz, z.B. Knochenauswüchsen wie Arthrose, Fersensporn u.a. Oder es kehrt sich ins Gegenteil und die Mauer bröckelt wie bei der Osteoporose.

Der Einfluss, den der Mensch von außen zulässt, kann zu Ablagerungen führen, und auch wenn wir sie als Perle verkleiden, so bleiben sie ein Stachel in unserem Fleisch.

Verarbeitung

Das „Nichtverarbeiten“ von Gefühlen und den Reaktionen der Umwelt führt zu Allergien – körperlich z. B. durch Heuschnupfen oder Autoimmunerkrankungen. Das Übermaß an Fieber auf die Reaktion des Gegenübers führt zu Unruhe, nervösen Störungen und einer Überempfindlichkeit der nervalen Reizleitung – der Mensch geht sich und anderen „auf die Nerven“.

Zu diesen Störungen neigen Kinder, die keinen Ruhepol kennen. Sie kommen abends nicht zur Ruhe und wollen nicht ins Bett. In solchen Fällen bieten sich Lösungen an wie Rückzug lernen, Anleitung zur Meditation oder Vorlesen. Hingegen sind Fernsehen und jede Art elektronischer Spielzeuge von Nachteil, da sie die Nerven aktiv halten.

Ziele

Nr. 2 Calcium phosphoricum hilft, die innere und äußere Stabilität zu erreichen, ohne die Sensibilität des Kerns zu schädigen. Diese Sensibilität und die Fähigkeit, Störenfriede (gleich Sandkörnern, die in uns eindringen) in wunderschöne Schmuckstücke zu verwandeln, zeigt das große soziale Potenzial, das im Calcium-phosphoricum-Menschen schlummert.

2

Dialog zur Klärung und Lösung

Fragen Sie sich selbst

- Wo und wann übergehe ich meine Gefühle?
- Warum habe ich Angst?
- Warum vertraue ich mir nicht und damit auch anderen nicht?
- Wo und wann blockiere ich statt mich zu öffnen?

Neue Seelenwege

Verwende die Wahrnehmung nicht nur als Rückkopplung für dich selbst, dann hast du enorme Fähigkeiten im Umgang mit unseren Mitmenschen und kannst mit deiner Gradlinigkeit und Stabilität ein Kraftquell für die Welt sein. In dieser Sensibilität bist du ein Beispiel an sozialem Verhalten, ohne die eigenen Kräfte zu überlasten.

Lerne, in dir selbst die Maske vom Echten zu trennen und wende dich deiner inneren Wahrheit zu. Spürst du in deinem Kern diese Wahrheit, wird im Außen die Maske überflüssig.

Affirmation

Ich bin mir meiner Qualitäten und Fähigkeiten bewusst und nutze sie zum Wohle aller Beteiligten.

Mineralstoffe aus anderen natürlichen Vorkommen

Steinheilkunde

In der Natur finden wir Calcium phosphoricum häufig mit anderen Salzen des Calciums in Gemeinschaft, z. B. Muscheln, Korallen oder kalkhaltigen Gesteinen aus Meeresablagerungen. Sie bestehen hauptsächlich aus Calciumcarbonat, enthalten aber auch Phosphatverbindungen und entsprechen in ihrer Wirkung daher sowohl der Nr. 2 als auch der Nr. 22 Calcium carbonicum (siehe dort).

Als direktes Calciumphosphat finden wir u. a. Monatit, der jedoch in der Steinheilkunde keine Anwendung findet.

Apatit In diesem Mineral- oder Heilstein finden wir die Kombination von Calciumphosphat mit Fluorit, aber auch mit Carbonat. Er steht in der Steinheilkunde körperlich für die Förderung der Knochensubstanz. (Siehe auch bei Nr. 1 Calcium fluoratum.)

Calcite Sie gehören auch zur Klasse der Carbonate und enthalten je nach Lagerstätte ebenfalls Phosphat. Sie unterstützen die Regulation des Säure-Basen-Haushaltes und stabilisieren Gemüt sowie Lebenseinstellung. Des Weiteren fördern sie Selbstvertrauen, Tatkraft und die geistige Entwicklung.

Türkis Dieser Stein gehört zu den Phosphaten und enthält neben Calcium auch Eisen, Mangan und andere Mineralien. Er hilft, den eigenen Schutzraum zu bewahren sowie seinen Weg zu finden und zu meistern. Er mobilisiert Reserven und gleicht Schwankungen im Gemüt aus.

Heilpflanzen

Schwarze Johannisbeere, Sesam, Hafer.

3

Nr. 3 Ferrum phosphoricum D12

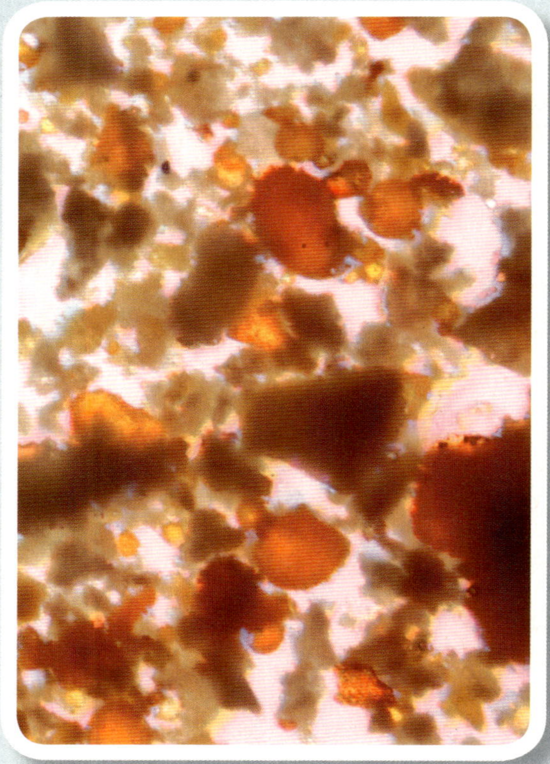

Prinzip
Lebensenergie

Im ausgeglichenen Zustand verfügt der „Ferrum-Mensch" über einen ausgewogenen Energiehaushalt. Er ist leistungsfähig und ausdauernd, kennt aber auch seine Grenzen.

Seele-Körper-Muster

Leistung beweisen

Der Mensch definiert sich über seine Leistung. Wichtig ist dem Ferrum-Menschen die Reibung innen wie außen. Sich selbst und der Welt zu beweisen, was für ein „Kerl" er ist, treibt ihn an. Steht ihm genug Ferrum zur Verfügung, zeigt er sich seiner Umwelt als Energiebündel und bewahrt sich den Blick für das, was möglich ist.

Elementares

Als blutbildender Stoff gehört Ferrum phosphoricum zu den elementaren Bestandteilen des Körpers und steht damit auch für die grundlegenden Bedürfnisse. Jemand, der dieses Salz besonders benötigt, sorgt normalerweise gut für sein leibliches Wohl und braucht ein Mindestmaß an Lebensqualität. Er liebt die Bewegung, ist kreativ und ideenreich, und er weiß sich und seine Energie zum Wohle aller einzusetzen. Im Mangelzustand jedoch neigt er zu Müdigkeit, Faulheit und der Unfähigkeit zu jeglicher Aktivität.

Lebensenergie

Das Ferrum ist körperlicher und seelisch-geistiger Brennstoff. Fehlt dieser, kommt es zur Überlastung, die sich in den beiden folgenden Polen zeigt:

- **Passiv: Schwäche.** Dieser Zustand wird folgendermaßen erkennbar:

- Der Mensch hat keinen Antrieb mehr, weder körperlich noch seelisch.
- Es kommt zur Vernachlässigung der Pflichten gegenüber anderen und sich selbst.
- Er fühlt sich dem Schicksal ausgeliefert und reagiert auch so: Er lässt Dinge zu, die von ihm nicht wirklich gewollt sind.

- Ihm fehlt die Kraft, für die eigenen Wünsche und Belange einzustehen.
- Ihm fehlt die Durchsetzungsfähigkeit.
- Körperlich kommt es ebenfalls zur Schwäche, z.B. der Muskulatur und des Darmes (Verstopfung).

3

- **Aktiv: Herrschsucht.** Dieser Zustand zeigt sich folgendermaßen:
  - Der Mensch neigt dazu, sich zu überfordern, sich innerlich und in seinen Aktivitäten zu zerreißen.
  - Er muss zwanghaft aktiv sein und ist daher ständig in der Gefahr, heiß zu laufen.
  - Er will auf Biegen oder Brechen arbeiten – mit dem Ergebnis des Burn-out; er ist der typische Workaholic.
  - Er kann nicht zur Ruhe kommen und ist häufig überdreht.
  - Durch die innere Spannung folgt eine Vergewaltigung des Lebens.
  - Er ist rastlos, ruhelos in seinem Denken und Handeln.
  - Er neigt zu Übereifer und Fanatismus,
  - und er hat das subjektive Gefühl, die Verantwortung für die ganze Welt zu tragen.

Selbst-Erleben

Mangel an Nr. 3 Ferrum phosphoricum erzeugt eine Entfremdung vom eigenen "Sich-selbst-Erleben", was sich oft in der Gefährdung des eigenen Lebens ausdrückt und der Suche nach Grenzerfahrungen. Obwohl der Mensch solche Erfahrungen nicht mehr haben will, weiß er kein Ventil für den innerlich aufgebauten Druck zu finden, als diese Erfahrungen zu wiederholen. Bei zu viel Druck von außen bricht er jedoch zusammen. Auch das ist dem Eisen gleich, nämlich stark und fest; aber bei genügend Druck auf den richtigen Punkt bricht es letztlich dennoch.

Für mich zeigt das Eisen-Beispiel besonders deutlich eines der Grundprinzipien der Mineralstofflehre in unserm Körper: Es ist nie ein Einzelstoff, der eine Wirkung erzeugt, sondern stets die Verbindung der Stoffe und ihr Gleichgewicht untereinander, die die Funktion gewährleisten – so wie Eisen ohne Beimischung anderer Elemente brüchig ist und mit den richtigen Substanzen zu nahezu unzerstörbarem Stahl wird. Reines Eisen oxidiert sehr schnell, und auch hier zeigt sich die Verbindung zu den Handlungen: Das Defizit an Ferrum macht anfällig für die Dinge, die von außen angreifen, man gibt ab und verliert eigene Substanz, was beim Eisen die Bildung von Rost symbolisiert. Hier ist der richtige Schutz nötig, der Lack, welcher vor den Angriffen von außen schützt.

Beim Menschen ist es oft die Kombination mit der Nr. 2 Calcium phosphoricum. Sie hilft ihm physiologisch, das Eisen in den Körper einzubauen und zu verwerten, und stabilisiert damit die Verbindung von Energie, die nach innen fließt und wieder abgegeben werden kann.

Die Kombination mit Mangan ist häufig sinnvoll. Sie kann das Kraftpotenzial verstärken, sorgt dafür, dass mehr Reserven aufgebaut werden und verstärkt die Beweglichkeit. Verglichen mit dem Eisen ist es hier der Stahl, der sich aus der Kombination formt und haltbarer ist.

Dialog zur Klärung und Lösung

Fragen Sie sich selbst

- Für wen leiste ich nicht genug?
- Was muss ich an Leistung bringen?

Neue Seelenwege

Du wirst dir deiner Stärke bewusst und setzt sie klug ein.
Du lebst so intensiv wie nötig und so ruhig wie möglich.
In deiner inneren Ruhe liegt die wahre Stärke.

Affirmation

Ich bin in meiner Kraft stark und geschmeidig.

3

Eigene Erfahrungen

Ich lebe gern „unter Volldampf", fahre also mit meinem Körper eher 200 km/h als mit 80 gemütlich dahinzutrotten. Das erfordert natürlich Substanz. Wie beim Auto braucht man dann auch mehr „Sprit". Das ist für mich klar die Nr. 3, und will ich die Leistung noch steigern, gibt es die Nr. 17 Manganum sulfuricum im Verhältnis 1:3 mit dazu. Seelisch habe ich sie oft als meine „Ritterrüstung" angesehen, da ich den Eindruck habe, sie macht mich sicherer in mir selbst und gegen alles, was auf mich eindringt.

Mineralstoffe aus anderen natürlichen Vorkommen

Steinheilkunde

In der Natur gibt es sehr häufig Eisenverbindungen. Da sie meist eine Vielzahl an Mineralien enthalten, gebe ich hier mehrere an, die das Eisen-Prinzip gut zeigen:

Biotit Diese Eisenverbindung ist besonders vielfältig und hat eine sehr brüchige Struktur, die sich in einer blättrigen und schuppigen Form zeigt, welche sehr an die Gestalt von Blutplättchen erinnert. Hier zeigt uns der Entstehungsprozess wieder ein Bild des Ferrum-Prinzips: Die durch Metamorphose gebildete Gesteinsschicht einer Gebirgskette wird in der senkrecht stehenden Sonne Portugals so erwärmt, dass sich die scheibenförmigen Biotitschichten linsenförmig aufblähen und regelrecht aus dem Gestein springen. Lässt sich „Lebendigkeit" besser darstellen?

In Portugal gilt er als Geburtsstein und wird entsprechend genutzt (Eisen fördert die Wehen). Für die Psyche ist es auch die Geburt der Ideen und der Kreativität.

Besonders spannend finde ich auch, dass viele der uns bekannten Mineralien und Edelsteine ihre Farbgebung dem Eisen verdanken. In seinen unterschiedlichen Variationen sorgt es für rote bis violette Farbtöne. Nehmen wir die Angaben aus der Farbenlehre, dann steht das Rot für körperliche Kraft und Energie, die rudimentären Verhaltensweisen und stabile Grundkraft des Lebens und der Bewegung. Hier fließt die Lebensenergie ins Wurzelchakra und bildet unsere Basiskraft. Das Violett steht in der Farben- und Chakrenlehre für den geistigen Bereich, die Bewusstseins- und Erkenntnisfragen.

Kann man die beiden Pole der Lebensenergie schöner als in diesen Farben ausdrücken? Für mich nicht. Es begeistert mich auch jetzt, wo ich diese Zeilen schreibe, wie sehr die inneren Wahrheiten uns in allem analog wiederbegegnen.

Hämatit (Eisenerz) Seit alters her wird er Blutstein genannt und ist für seine blutbildende Wirkung bekannt. Er bringt Kraft und Lebendigkeit. Es ist ein fester, stahlfarbener Stein, der, wenn man mit ihm wie mit einem Stift über ein Blatt fährt, einen roten Farbstrich hinterlässt.

Vivianit Er wirkt belebend und hilft, sich von alten Gefühlen zu befreien. Er befreit von Schlacken und fördert die Auseinandersetzung mit sich selbst. So gibt er uns die Chance, Konflikte anzugehen und zu lösen.

Heilpflanzen

Birke, Lindenblüten, Flieder, Leinsamen, Eibisch, Anis, Brennnessel, Holunder.

Nr. 4 Kalium chloratum D6

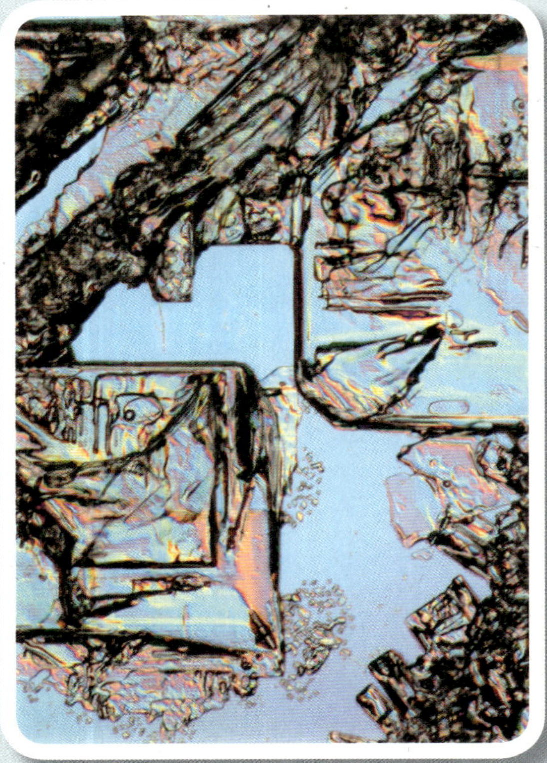

Prinzip
Auseinandersetzung zwischen dem Innen und dem Außen

Nr. 4 Kalium chloratum ist das Salz der Drüsen- und Lymphsysteme und diese symbolisieren die beiden Pole der seelisch-körperlichen Wirkung. So wie die Drüsen inner- und außersekretorische Aufgaben haben, so besteht ein seelisch-geistiges Spannungsfeld zwischen außen und innen.

Seele-Körper-Muster

Innen und Außen

Ist das Spannungsfeld zwischen den beiden Polen im Ausgleich, kann der Mensch sich selbst und seiner Umwelt gegenüber mit positiven Gefühlen und Handlungsweisen begegnen. Er handelt nach den eigenen Möglichkeiten und schielt auch nicht nach den Fähigkeiten oder dem Besitz der anderen. Dies ist die Grundlage eines zufriedenen Lebens.

Erwartungserfüllung

Befindet sich Kalium chloratum im Defizit, hat der Mensch körperlich und seelisch Probleme, den Ausgleich zwischen Erwartung und Erfüllung zu schaffen. Die eigene Wahrnehmung wird verstärkt auf das Außen gelenkt und zieht ständige Unzufriedenheit nach sich: Die anderen haben mehr Besitz, Freude usw. Der Erwartungsdruck gegen sich selbst wird erhöht und der Eigenwert über materielles Besitztum (sichtbaren Besitz) definiert. Eine Nichterfüllung dieser Eigenerwartung führt zur Enttäuschung, kombiniert mit negativen Gefühlen wie Angst, Sorge, Unruhe und Verbitterung. Eine solche Person ist das ewige Opfer und fühlt sich ständig missverstanden, vernachlässigt und benachteiligt.

Derartige Gefühle wirken über die Milz auf das spezifische Immunsystem und lösen Störungen im Hormon-, Immun- und Nervenhaushalt aus. Durch seelische Belastungen werden diese sensiblen „Regularien" geschwächt und gestört. Im Nervensystem führen die Störungen zu Überspanntheit der Gefühle und senken die Reizschwelle im Außen, sodass beim Umgang mit anderen Menschen Ärger und Enttäuschung entstehen.

Stauungen

Der Mensch neigt dazu, an Gefühlen kleben zu bleiben; damit schränkt er sich selbst erheblich ein, aber auch sein Umfeld. Die Bereitschaft, sich zu verändern, sinkt proportional zum Defizit. Im körperlichen Bereich führt dies zu erhöhtem Muskeltonus und zu

Verkrampfungen. Andererseits kann er dann schlecht mit belastenden Situationen umgehen. Er erhöht den Erwartungsdruck gegen sich selbst und löst ständige Überforderung aus. Letztlich hat er Sorge, nicht zu genügen und damit Unterstützung, Zuneigung und Achtung zu verlieren.

Kalium chloratum steht in Bezug zum Blut und verbessert dessen Fließfähigkeit. Durch Mangel verdickt daher das Blut und begünstigt so die Entstehung von Herz-Kreislauf-Problemen sowie venösen und arteriellen Erkrankungen. Ähnlich verhält es sich im Lymphsystem; dort bringt es die Faserstoffe (Reststoffe des Zellzerfalls) zur Ausscheidung.

Übertragen findet sich das Prinzip auf der seelisch-geistigen Ebene auch in der Ansammlung von „Schlacken", dem negativen Denken und Handeln des Menschen. Festhalten an veralteten Strukturen und fehlende Bewegungsbereitschaft bringen den Fluss ins Stauen und bauen Blockaden auf.

Spannung und Ausgleich

Störungen des Spannungsfeldes zwischen stressiger Angst und Aggression beeinträchtigen das Immunsystem und zeigen sich häufig in Allergien und im Autoimmungeschehen. Sie sind die Reaktion auf fehlgesteuerte Auseinandersetzung mit sich und der Umwelt. Dabei richtet sich der Stress auf das eigene Innere des Menschen und blockiert die Verarbeitung der von außen kommenden Substanzen bzw. Anforderungen. Die Antwort des Körpers erfolgt beim Autoimmungeschehen über fehlgesteuerte Antworten des Immunsystems, das dann körpereigene Substanzen nicht erkennt und diese bekämpft.

Bei Allergien sind sowohl die Außen- wie Innenwirkung vorhanden und oft auch miteinander verbunden, z. B. beim Heuschnupfen: Die Innenwirkung ist die gestörte Eiweißverarbeitung, die Außenwirkung der Schnupfen, das Jucken der Augen usw. Bei reinen Kontaktallergien ist der nicht gewünschte Reiz (Berührung in Wort und Tat) von außen der Auslöser und zeigt sich in Hautreaktionen.

Berührung und Abwehr

Die Haut ist unser direktes Kontaktorgan nach außen, sodass sich Störungen im Außen-Innen-Kontakt häufig dort zeigen: z.B. Juckreiz – ich will raus aus meiner Haut; oder Ausschlag – fass mich nicht an, bleib mir vom Leib.

Die direkte Infektabwehr wird vor allem bei chronischen Erkrankungen durch Nr. 4 Kalium chloratum unterstützt (2. Entzündungsstadium). Seelisch-geistig ist es der Punkt, an dem der Mensch sich einer Sache unterwirft, nach außen nur noch somatisch reagiert und im Laufe der Zeit in einem nicht enden wollenden Kreislauf der Erkrankungen landet.

4

Lust und Frust

Für diese Menschen besteht oft eine große Diskrepanz zwischen Lust und Frust/Leere:

- Bei Lust: entsteht Überaktivität bis zur unkontrollierten Suchterfüllung. Davon betroffen ist nicht nur die körperliche Sucht nach Essen, Trinken und anderen Noxen (krankheitserregenden Ursachen), sondern alles, was die Nichterfüllung in einem selbst verdecken kann; dazu gehören Spielsucht, Kaufsucht und extremes Verlangen nach Nähe. In der vernetzten Zeit gehören sicher auch die ständige Präsenz im Internet dazu und die Diskrepanz zwischen Nähe im Netz und gleichzeitiger Abkehr von der realen Welt.
- Bei Frust/Leere: zeigt sich Dumpfheit im seelischen, körperlichen und geistigen Ausdruck und Handeln. Das mündet nicht selten in einer psychisch schweren Erkrankung, z.B. einer schweren Depression mit Zwangsverhalten, wo der Mensch Kontakte vermeidet, nicht mehr das Haus verlässt und damit der Auseinandersetzung mit dem Außen völlig ausweicht. Ebenso die manisch-depressive Entwicklung, die beide Polaritäten des Verhaltens zeigt, diese entweder einzeln oder in extremer Form nach beiden Seiten auslebt.

Dieses wechselnde Ungleichgewicht finden wir häufig bei Schilddrüsenerkrankungen. Sie sind auch ein Symbol dafür, dass der Mensch sich nicht entscheiden kann, was er wirklich will.

Die Störungen im Milzhaushalt – die Milz ist das wichtigste Lymphorgan unseres Körpers – werden in der Naturheilkunde auch mit geistigen Erkrankungen in Verbindung gebracht: Vergesslichkeit, vor allem Störungen des Kurzzeitgedächtnisses bis hin zu Demenz, Abnahme der geistigen Leistung, depressiven Reaktionen, verstärkter sozialer Isolierung und allen Symptome der vorzeitigen körperlichen Alterung.

Die englische Bezeichnung der Milz – *spleen* – gibt den wichtigen Zusammenhang zwischen diesem Organ und der seelisch-geistigen Gesundheit wieder: *spleeny*, spleni, splieni sein – ein bisschen verrückt sein! Wobei wir verrückt als „aus der eigenen Mitte verrückt/abweichend" ansehen.

Dialog zur Klärung und Lösung

Fragen Sie sich selbst

- Was mag ich an mir?
- Wo will ich mich verändern?

Neue Seelenmuster

Höre auf zu sammeln, räume im Innen und im Außen auf, trenn dich von all den Lasten der Vergangenheit. Jedes Wasser fängt an zu stinken, wenn es nicht fließt. Also lass dich fließen, bewegen und neue Wege für diese Aktivität finden. Sport und meditative Bewegungsarten wie Yoga, Qi-Gong u. Ä. sind wertvoll. Offen werden und das Innen mit dem Außen verbinden lassen dich das Leben leichter nehmen.

Affirmation

Ich bin in meiner Mitte und im Fluss des Lebens an der richtigen Stelle.

Mineralstoffe aus anderen natürlichen Vorkommen

Steinheilkunde

Kalium chloratum ist eines der Kalisalze, die zwar auch in kristalliner Form in der Natur auftreten, jedoch nicht als Heilsteine verwendet werden. Diese werden hauptsächlich industriell für die Herstellung von Dünger und Medikamenten genutzt.

4

Lapislazuli Dieser Stein ist für mich von besonderem Wert. Als einer der wenigen Steine enthält er diese Mineralkombination: Er hat sowohl einen Schwefel- als auch einen Kaliumanteil und steht vor allem für die Auflösung von einengenden Verhaltensmustern.

Lapis wird als der Stein der inneren Wahrheit bezeichnet und ist damit Sinnbild der Leberverarbeitung. Mit ihm konnte ich viele persönliche Erfahrungen machen, die dies bestätigt haben.

Neben Kalium und Schwefel enthalten viele Heilsteine mit Bezug zur Leber Mangan und Kupfer. Von beiden Metallen gibt es ein Ergänzungssalz aus der Schüßler-Reihe, und diese sind zur Harmonisierung und Entkrampfung des Leber-Galle-Haushaltes angezeigt. Sieht man sich die Bandbreite der Heilsteine und ihre mineralischen sowie metallischen Zusammensetzungen an, erkennt man sehr schnell, dass sich hier das unglaublich vielfältige Arbeitsgebiet der Leber darstellt und sie zur Aufrechterhaltung unseres Stoffwechsels, zur Produktion von Hormonen und Enzymen jede Art von Nährstoff verwendet, die unsere Welt zu bieten hat. Sie ist der Garant dafür, dass der Körper auch Stoffe verarbeitet, die ihm Schaden zufügen können. Übertragen wir dies auf die Psyche, wird uns rasch klar, wie wichtig bei jeder Missstimmung und bei Chaos im Gefühlsleben die Pflege der Leber ist.

Heilpflanzen

Süßholz, Spitzwegerich, Salbei, Leinsamen, Anis, Löwenzahn, Giersch, Oliven.

Nr. 5 Kalium phosphoricum D6

5

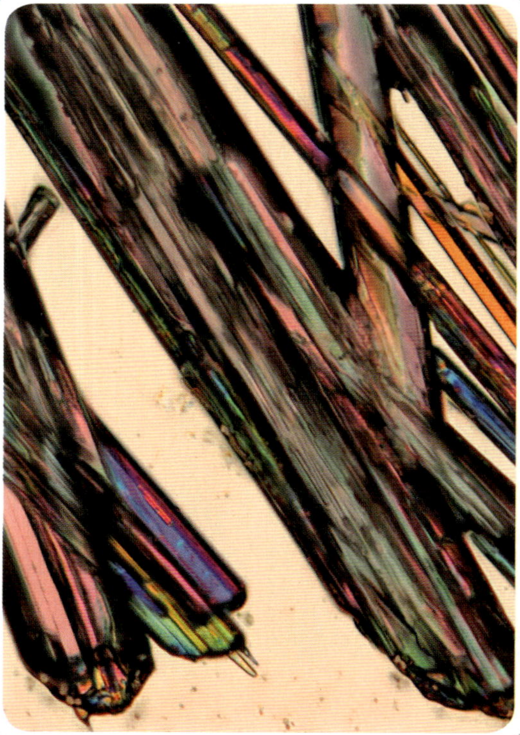

Prinzip
Liebe und Wärme erfahren

Kalium phosphoricum ist das Mittel der sensiblen Menschen, die der „Kälte dieser Welt ausgesetzt sind“.

Seele-Körper-Muster

Auseinandersetzung mit der Welt

Die Intensität und Stärke der Auseinandersetzung mit der Welt spielt bei diesem Menschen eine entscheidende Rolle. Er verlangt zu viel von sich, der innere Einsatzwille an Aktivitäten übersteigt seine Möglichkeiten. Er beißt die Zähne zusammen, um durchzuhalten, und überfordert sich weiterhin. Das führt auf der körperlichen Ebene häufig zu nächtlichem Zähneknirschen.

Überlastung

Die beständige Überlastung führt zu einer tief greifenden Ermüdung und im fortgeschrittenen Zustand zu Antriebslosigkeit. Hieraus entsteht eine Depression, die sich deutlich von der Depression unterscheidet, die bei einem Defizit von Nr. 6 Kalium sulfuricum auftreten kann. Beim Mangel an Nr. 5 Kalium phosphoricum führen nicht unterdrückte Gefühle zur Depression, sondern die *Überlastung* der Gefühle.

Überforderung durch die Suche nach Bestätigung

Der Drang nach Selbstbestätigung macht den Menschen im Außen blind für seine Kräfte und er schätzt die Ressourcen falsch ein. Wird dieser Mensch in ein anregendes Gespräch gezogen, kann er lebhaft von seinen früheren Erfolgen und Vorlieben berichten, was ihn stark aktiviert. Ist sein Part erzählt oder es nimmt ihm jemand das Wort, fällt er zusammen wie ein Luftballon, der ein Loch hat. Danach ist er meist in der gleichen Situation nicht mehr zu reaktivieren.

Unterdrückung

Gefühle werden unterdrückt, die die Bestätigung der Umwelt reduzieren oder vermeiden würden. Dazu gehören Reaktionen wie sich zur Wehr setzen, sich dem Willen anderer verweigern, die eigene Meinung äußern, für die eigenen Wünsche einstehen, eigene Freiräume beanspruchen. Die durch diesen Druck der

Umwelt gespeisten Aggressionen werden nicht gelebt, eben aus Angst allein zu sein, verlassen zu werden und nicht geliebt zu sein.

Je länger diese eigenen Ansprüche unterdrückt werden, desto schneller führt der Weg in die Depression. Die Welt verengt sich praktisch für ihn auf einen schmalen Spalt, der keine Gefahren birgt. Dieser ist dann grau, angepasst, und alles um ihn herum bekommt mit der Zeit dieselbe Farbe: Alles ist grau. Farbe stört ihn – auch bei Kleidung und Wohnung –, denn sie könnte ja belebend wirken. Nur grau kann die Distanz bieten und den Rückzug begleiten. Äußeres Anzeichen des Mangels an Nr. 5 Kalium phosphoricum ist ebenfalls eine Graufärbung der Haut im Gesicht.

Konformität als Schutz

Spürt der Mensch auf einer Ebene, dass er sich aufreibt, kann es sein, dass er sich allem entzieht und den Rückzug antritt. Er passt sich seiner Umwelt an, redet den Leuten nach dem Mund, ist ruhig, ja scheinbar ausgeglichen. Mit der Zeit führt dieses Verhalten dann auch zu einem nahezu vollständigen geistigen und emotionalen Abschalten, und er nimmt aus seiner Umwelt nicht mehr viel wahr. Lethargie wird zur Faulheit und Faulheit zur Antriebslosigkeit.

Dunkelheit der Seele

Körperlich knebelt der Mensch die Zellversorgung, damit die Aggression keinen Raum gewinnt. Das führt zur körperlichen und seelischen Erschöpfung. Die Zellen werden nicht mehr genügend mit Nr. 5 Kalium phosphoricum versorgt und der Mensch versinkt auch körperlich in Antriebslosigkeit, in einer ihm eigenen „Dunkelheit der Seele“.

Äußere Ursachen

Ein solcher Zustand wird auch über körperliche Beeinträchtigungen herbeigeführt, z. B. durch sehr lange und intensive Therapien mit Antibiotika, Schlafmitteln, Schmerzmitteln und Psychopharmaka. Diese reduzieren den Zellumsatz erheblich und verbrauchen zur Entgiftung sehr viel Nr. 5 Kalium phosphoricum mit der Folge, dass der Mensch in einen auf Körperebene erzeugten Zustand der Antriebslosigkeit versinkt. Ein ähnlicher Vorgang vollzieht sich langsam bei jeder Art von Sucht, vor allem jedoch bei Nikotin- und Alkoholmissbrauch.

Bei allen Zuständen ist die wechselwirksame Bedeutung auf Körper und Psyche zu berücksichtigen und mit entsprechenden Therapien zu begleiten. Gleich welcher Diathese (Veranlagung für bestimmte Krankheiten) die Entstehung war, ist vor allem Bewegung und viel Aktivität in frischer Luft für den Betreffenden sinnvoll. Hier bewährt sich Lichttherapie ebenfalls, denn das „Dunkel“ sollte aufgelöst werden.

Dialog zur Klärung und Lösung

Fragen Sie sich selbst

- Wovor drücke ich mich?
- Was lähmt mich?

Neue Seelenwege

Lerne zu sehen, dass das eigene Licht das Leben erleuchtet und du nicht auf die „Beleuchtung“ durch andere angewiesen bist. Alle Formen der Energiearbeit und Meditation, Yoga u. Ä. können uns Menschen helfen, parallel zur Einnahme von Nr. 5 Kalium phosphoricum unser Seelenlicht zu erkennen.
Lerne zu sagen: „Ich bin gut wie ich bin. Ich muss mich nicht anstrengen, um geliebt zu werden.“ Öffne dich dem Erspüren des eigenen Wertes und fühle die Kraft in dir, die dein Leben bestimmen kann.

Affirmation

Ich bin mein Licht in dieser Welt.

Mineralstoffe aus anderen natürlichen Vorkommen

Steinheilkunde

Larimar Dieser Stein enthält zwar eine Reihe an Mineralien und Metallen, die in einen Silikatring eingebettet sind, doch passt er für mich am besten zur Nr. 5. Die Stärkung der eigenen Person steht im Vordergrund, lässt Passivität überwinden und den eigenen Weg wieder erkennen und ihm mit neuem Antrieb folgen.

Heilpflanzen

Baldrian, Löwenzahn, Oliven, Giersch.

Nr. 6 Kalium sulfuricum D6

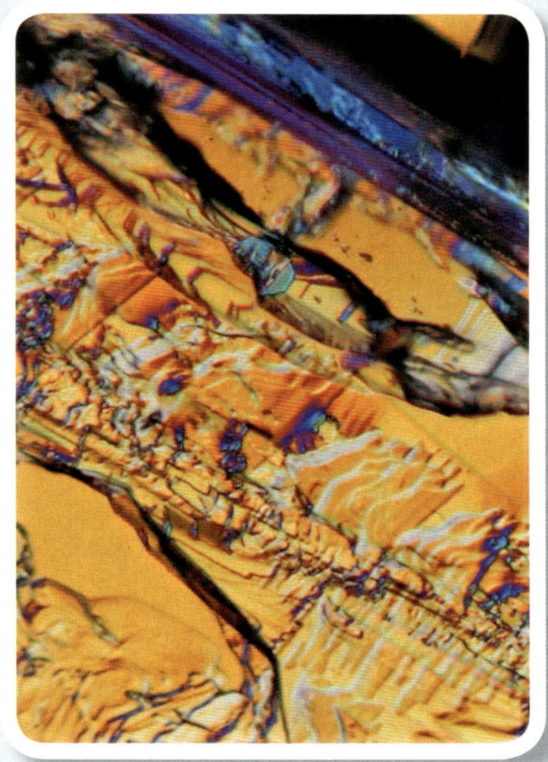

Prinzip
Entscheidung

Das Ziel ist, Gefühle zu leben und nicht von ihnen gelebt zu werden.

6

Verarbeitung

Wir treten als Mensch in Beziehung zu allem und jedem, um wahrgenommen zu werden. Unser Inneres will sich im Außen spiegeln.

Weicht jedoch das eigene innere Bild ab von dem, das der Mensch sich macht, und der Außenstehende spiegelt dies, entsteht Unsicherheit oder Ablehnung. Er muss eine Entscheidung treffen, nämlich wie er das verarbeitet, was auf ihn zukommt – so wie die Leber alle Stoffe verarbeiten muss, die man körperlich aufnimmt. Sie entscheidet, ob „die Guten in Töpfchen“ kommen. Stimmt die Verarbeitung nicht und Kalium sulfuricum ist im Mangelzustand, gipfelt dies in negativen Gefühlen wie Hass, Ärger, Wut, Neid. Der Mensch glaubt, dass der andere Schuld an seinen Gefühlen trägt, und dies verstärkt die Ablehnung.

Negative Gefühle werden in Leber und Galle gespeichert und/oder ausgemustert. Die Leber mit Nr. 6 Kalium sulfuricum zu behandeln heißt die guten Gefühle stärken. Spannungen aufgrund schlechter Gefühle sind meist im Solarplexus/Oberbauch zu spüren und werden fälschlicherweise oft dem Magen zugerechnet. Er hat zwar auch einen Anteil am Faktor Ärger, dieser besteht aber nur in der oberflächlichen Ebene.

Fühlt sich der Mensch emotional schlecht, entsteht innere Verkrampfung, sie führt zum „Luft anhalten“, macht ihn „atemlos“. In der Brust wird es eng, es entstehen innere Unruhe, ruhelose Bewegungen und das Gefühl, getrieben zu werden. Die Unruhe führt zur ständigen kontrollierenden Beobachtung der Außenwelt, man liegt auf der Lauer. Man fragt sich immer: „Wie werde ich aufgenommen, angenommen, wie stelle ich mich dar und wie ist die Reaktion?“ Ein Verweilen bei sich und die Entspannung sind nicht mehr möglich.

Süße des Lebens

Je stärker die negativen Gefühle werden und je größer das Defizit an Nr. 6 Kalium sulfuricum ist, desto mehr entsteht der Eindruck, es gebe nichts Gutes mehr im Leben für einen selbst. Hier beginnen zusätzliche Auswirkungen auf die Bauchspeicheldrüse, die „die Süße des Lebens" verkörpert und verarbeitet. In diesem Zusammenhang wird die Nr. 10 Natrium sulfuricum häufig als Heilmittel zusammen mit der Nr. 6 Kalium sulfuricum eingesetzt, denn die Nr. 10 aktiviert die Organe in ihrer Funktionsfähigkeit und unterstützt so den Abbau von körperlichen und seelischen Schlacken.

6

Sammlung von Altlasten

Interessant ist für mich auch die Verbindung bei Mangel an Nr. 6 Kalium sulfuricum und Nr. 10 Natrium sulfuricum. Das Defizit der Nr. 6 führt zu Ablagerungen, das der Nr. 10 zur Speicherung von Wasser. Beides kombiniert zeigt die Verarbeitungsstörung und die Abflussstörung. Wir sind dann nicht mehr im Fluss, es entsteht Stase = Stillstand. Diesen Stillstand finden wir auch bei Gallenstauungen und Steinbildung vor. Gallensteine sind verdichtete, auskristallisierte negative Gefühle und unterdrückte Aggressionen.

Ist die Bauchspeicheldrüse auch betroffen, zeigt sich das ebenso im Verhalten: Der Mensch fühlt sich Zwängen unterworfen. Diesen muss er folgen, um nicht vor jenem Teil des eigenen Selbst zu stehen, den er verleugnet. Ebenso kann es sein, dass er die Zwänge lebt, um einem Teil des Selbst die Entwicklung nicht zuzugestehen.

Häufige Aussage ist in diesem Fall: „Es wäre ja möglich, aber ich kann nicht …" Jede freie Entfaltung wird verhindert, es folgen sklavische Erfüllung von Normen und dann Angst vor eventuellen Folgen bei Nichterfüllung. Das eigene Leben wird übergangen zugunsten einer trügerischen Beruhigung, der inneren und der äußeren Welt etwas vorzumachen. Es bleibt eine Sehnsucht nach Freiheit im Handeln und Denken, die meist nicht formuliert werden kann.

6

Einverstanden sein

Zusammenhänge von Leber und Psyche sind vor allem in der Depressions- und Panikbehandlung zu beachten. Zu lange unterdrückte aktive Gefühle werden zu passiven Gefühlen. Ärger und Wut sind aktive Gefühle und drücken das „Nicht-einverstanden-Sein“ aus, aber nur dann, wenn dies auch artikuliert wird. Auch wenn unsere Welt nach Konformität verlangt, sind wir Individuen und haben das Recht auf eigene Gefühle. Spüren wir hinein in den Zorn, gestehen wir uns ein, ihn zu haben, verliert er die Macht über uns und wir können ihn in Liebe auflösen. Das bedeutet nicht, dass wir den Menschen lieben müssen, auf den wir Wut haben. Wir müssen uns selbst lieben, auch dafür, dass wir solche Gefühle zulassen. Was natürlich nicht heißt, dass Sie jetzt mit der Kettensäge losgehen dürfen. Sage ich mir jedoch „ich bin jetzt wütend“ und erlaube mir das Gefühl zu spüren, dann staut sich nichts in mir. Gleiche ich es dann durch Aktivität aus, indem ich laufe, im Garten arbeite oder Musik mache, bleibt nichts davon in meinem Körper zurück und ich mache Kopf und Seele frei davon.

Depression – unterdrückte Aggression

Nicht artikulierte aktive Gefühle verlieren ihren aktiven „Erlebnisfaktor“ und werden durch die Unterdrückung zu passiven Gefühlen – Depression! Also ist nicht die Depression die zu behandelnde Erkrankung, sondern die unterdrückte Aggression. Das Wort Aggression kommt aus dem Latein und bedeutet etwa „heranschreiten, sich nähern“, darin enthalten sind ebenso „sich bewegen und vorwärts bewegen“. Dieser aktive Part des Leber-Galle-Haushaltes kennzeichnet die „gelbe Galle“ und damit den Choleriker. Sich nähern gilt für das Gegenüber ebenso wie für die eigenen Gefühle. Sich nicht mehr bewegen ist der Stillstand, die Stase. Der Schmerz der Leber ist die Müdigkeit, also auch das innere Zeichen, dass man sich nicht bewegt, sondern den Rückzug antritt.

Inzwischen ist anerkannt, dass Bewegung ein gutes Mittel gegen Depressionen ist. Verständlich, denn Bewegung ist das

Gegenteil von Stillstand. Und ehe wir etwas „unterdrücken" können, muss etwas da sein, das heißt hinter der Depression steht etwas, das wieder in das aktive Fühlen zurückgeholt werden muss. Bearbeiten und erlösen können wir nur Gefühle, die wir zulassen und anschauen. Wenden wir uns liebevoll diesen Gefühlen zu, können wir sie klären und neue Entscheidungen treffen.

Bezeichnen wir den Depressiven als unglücklich, wird er falsch verstanden; es ist aber der Kern der Sache. Der Unglückliche sucht die Fehler stets bei den anderen, sieht sich nicht unterstützt, sondern von unsichtbaren Mächten vernachlässigt. Die liebevolle Zuwendung zu anderen hilft dem Menschen, wieder fröhlicher und glücklicher zu werden.

Schwarze Galle

Früher bezeichnete man den Depressiven als Melancholiker. *Melancholia* kommt aus dem Griechischen und heißt wörtlich „schwarze Galle". Dies kennzeichnet den negativen Part, den durch fehlenden Fluss gestauten Saft der Galle. Im Mittelalter wurde der Gallensaft als verbitterter Zorn und Wut bezeichnet. Geiz und Gier sind zwei prägnante Charakterzüge, die in Korrespondenz stehen. Sie entstehen aus dem Gefühl, nicht genug zu haben, und übertragen die Suche nach der Liebe auf das Materielle. Da dort aber keine Erfüllung möglich ist, entstehen immer mehr Zorn und Bitterkeit. Immer, wenn jemand sich benachteiligt fühlt und glaubt, nicht genug zu bekommen, dann sucht er nach der Liebe – der vermeintlichen Mutterliebe –, doch es fehlt an Liebe für sich selbst. Bei Trennungen verhindert dieser Umstand oft, dass es zu einer friedlichen Lösung kommt. Hier werden Geld und Rache zum Werkzeug der nicht erfüllten „Bringpflicht" der Liebe.

Es gibt einen besonders treffenden Satz von R. O. Brennan: „Wer lange leben will, muss seine Leber lieben. Glücklich sein ist Lebensspender und bedeutet zusätzliches Leben." Und das englische Wort *liver* für Leber ist der gleiche Wortstamm wie *live* = leben.

Panik

Die Panik ist ein Zustand, der durch den ausgeprägten Zustand des „Atemlos-Sein“ ausgelöst wird. Die Blockierung der Zellversorgung durch emotionale Einschnürung verursacht eine Reduzierung der Sauerstoffzufuhr der Zellen. Da sie ohne Sauerstoff keine Energie umsetzen können, folgt daraus die Aktivierung des Adrenalinhaushaltes. Durch das Adrenalin werden u.a. die Lungenbläschen weit gestellt, um mehr Sauerstoff aufnehmen zu können. Die Ausschüttung des Adrenalins spüren die Betroffenen dann als Hitzegefühl oder Nervosität. Die Zweiphasigkeit des Vorgangs wird einem aber nicht bewusst, sodass dieser als Verstärkung der Attacke empfunden wird, obwohl der Körper ihn zur Auflösung der Panik in Gang setzt.

6

Atemlosigkeit führt leider oft zur schulmedizinischen Diagnose Asthma, ist jedoch aus oben genannten Fakten falsch. Die verabreichten Medikamente verstärken häufig sogar das Problem, da sie die Leber zusätzlich belasten. Ebenso ist Luftnot bei Anstrengung sowie beim Überwinden von Steigungen und beim Treppensteigen häufig ein Zeichen von Sauerstoffmangel der Zellen.

Noch schwieriger wird es, wenn Reaktionen wie nächtliches Aufwachen mit Schlaftabletten behandelt werden oder Frauen in den Wechseljahren Hormone erhalten. Das nächtliche Aufwachen liegt meist zwischen 24 und 3 Uhr und ist ein Zeichen dafür, dass Leber und Galle ihre Tagesarbeit nicht erledigen können und sozusagen „nacharbeiten“ müssen. Die nachts und auch tagsüber auftretenden Schweißausbrüche sind ebenfalls oftmals in diesem Kontext zu sehen und haben ihre Ursache nicht unbedingt im veränderten weiblichen Zyklus.

Überleben – verhungern

Ein für mich besonders wichtiger Aspekt der Leberthemen ist das Gefühl „zu verhungern“. Im Bereich Luft und Sauerstoff habe ich es bereits erklärt, wobei der Zellhunger oft falsch verstanden wird. Doch nicht nur dort tritt es auf. Im Emotionalen ist es das

Gefühl des Hungers nach Anerkennung, nach Liebe, nach Wertschätzung der anderen, nach Lob, nach Zuwendung, nach Zeit für sich. Immer wenn wir das Gefühl haben, „von etwas zu wenig zu bekommen“, ist es ein Gefühl des Verhungerns.

Ähnlich dem echten Verhungern ist der Krankheitsverlauf bei schweren Lebererkrankungen: Der Mensch wird immer müder und hat letztlich nicht mehr die Kraft sich aufzuraffen, er dämmert langsam dem Tod entgegen.

Der Zusammenhang zur Entscheidungskraft ist sichtbar. Wir entscheiden uns durch die Nichtentscheidung fürs Leben für den Tod.

Dialog zur Klärung und Lösung

Fragen Sie sich selbst

- Was fehlt mir?
- Wo komme ich zu kurz?
- Was kann nur ich mir geben?

Neue Seelenwege

Es ist wichtig, Dinge zu tun, die Freude bereiten und glücklich machen. Liebe die Höhen und Tiefen in dir und anderen. Sieh deine Farben und dein Licht. Lerne zu spüren, dass du immer und überall alles haben kannst, was du brauchst, um dein Lebensziel zu erreichen. Vertraue dir und deinem Weg.

Affirmation

Das Leben ist voller Fülle. Ich bin glücklich, ich bin liebevoll mit mir und anderen.

Mineralstoffe aus anderen natürlichen Vorkommen

Steinheilkunde

Kalium ist ein ebenso häufiger Bestandteil wie Schwefel, kommt in der direkt der Nr. 6 vergleichbaren Form als Kalisalz (Schönit) vor, das allerdings in der Steinheilkunde keine Rolle spielt. Ebenso im Kainit enthalten, wurde der Mineralstoff daraus auch gewonnen. In getrennter Form sind beide Elemente vertreten und wir finden sie in Steinen, die dem Leberhaushalt zugeordnet werden und viele unserer hier erwähnten Themen widerspiegeln.

6

Alunit Als Alaunstein oder Alaunspat sind seit dem Mittelalter bekannte Anwendungsgebiete Hautleiden, Geschwüre und chronische Entzündungen. Dieser Stein ist eine Kaliumsulfatverbindung und damit der Nr. 6 gut beizuordnen. Die Zuordnung von Schuldgefühlen ist aufgrund der Leber-Thematik ebenfalls nachvollziehbar.

Lapislazuli Genaue Beschreibung siehe bei Nr. 4 Kalium chloratum.

Heilpflanzen

Schafgarbe, Mariendistel, Schöllkraut, Benediktenkraut, Rettich, Giersch, Löwenzahn.

Nr. 7 Magnesium phosphoricum D6

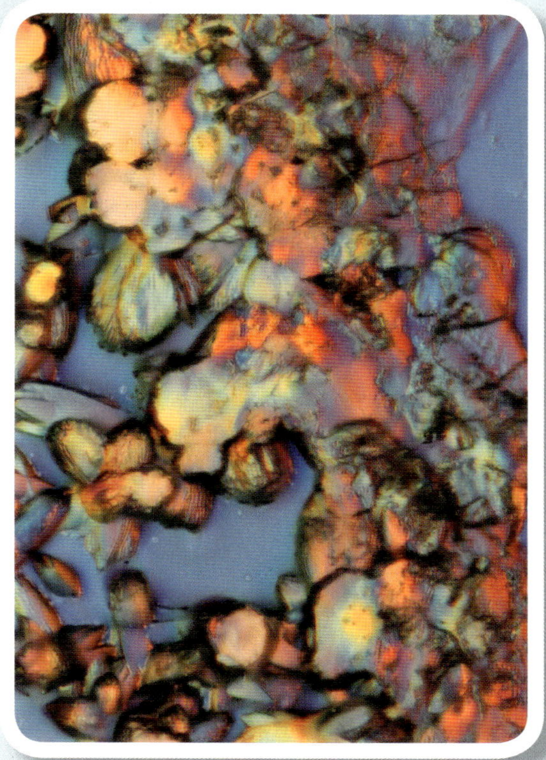

Prinzip
Selbstliebe

Grundthema ist die Sehnsucht, vor anderen als wertvoll zu gelten. Die Anerkennung seines SEINS in dieser Welt in sich zu spüren und im Spiegel des Gegenübers zu erkennen ist der treibende Wunsch.

7

Dies sollte man sich nicht vorstellen wie bei einem Schauspieler, der sich vor sein Publikum stellt und den Applaus erheischt. Nein, die Anerkennung wird nicht nur plakativ, sondern im tieferen Bereich des Selbst gesucht.

Seele-Körper-Muster

Im Defizit wird Spannung erzeugt, um auf die Anforderungen der Umgebung antworten zu können. Der Mensch möchte gesehen werden!

Gesehen werden wollen

Der Mensch leitet aus dem „Gesehen-Werden" die eigene Selbstbestätigung und den Selbstwert ab.

7

Je mehr Not der Mensch bezüglich der Wertschätzung in der Kindheit erlebt hat, desto konsequenter reagiert er, wenn seine Erwartungen nicht erfüllt werden. Im Mangelzustand von Nr. 7 Magnesium phosphoricum ist er aufbrausend wie das berühmte HB-Männchen, was sich im Extremfall bis zur direkten Gewalttätigkeit steigern kann. Hier finden wir auch den Managertyp, den Macher, der überall an vorderster Front aktiv ist, sich keine Ruhe gönnt und mit den Jahren zu Bluthochdruck und Infarkten neigt.

Die gegen sich selbst gerichtete Forderung lässt kaum Raum für Entspannung und strapaziert damit das vegetative Nervensystem bis zum sprichwörtlichen Umfallen. Körperlich finden wir erhöhten Blutdruck. Diese Person steht optisch auch unter Dampf, was sich in Gesichtsrötung zeigt, welche auch das antlitzdiagnostische Zeichen von Nr. 7 Magnesium phosphoricum ist. Allerdings zeigt sich dabei auch eine Form der Unterdrückung: Die Haut bleibt kühl trotz der Rötung. Der Infarkt, als häufiges Symptom bei Magnesiumdefizit, ist eine der „tapferen" Krankheiten, die aus der Unterdrückung entstehen. Er zeigt, wie wertvoll der Mensch in seiner Arbeit war, wie hoch seine Leistung, und wie selbstlos er handelte.

Wertschätzung und Versagen

Das Erlebnis des Versagens ist einer der größten Schrecken und muss mit allen Mitteln vermieden werden. Dazu kommen Angst vor Bloßstellung, Enthüllung und eine Scham bei Nichterfüllung. Dabei sind die Erwartungen an sich selbst schlimmer und größer als jene von außen. Die Scham der Nichterfüllung treibt dem Betreffenden die Röte ins Gesicht! Scham- oder Verlegenheitsröte im Antlitz wiederum ist das Zeichen des Mangels.

Viele Dinge, die wir darstellen, machen und sind, bieten unserem Umfeld eine Möglichkeit, uns zu schmähen. Den Satz aus unserer Kindheit „Schämst du dich nicht, weil …" kennen wir alle in der einen oder anderen Form. Von Eltern, Lehrern und anderen erfahren wir häufig solche Beurteilungen oder Kritiken. Derartige Herabsetzungen entwürdigen „scheinbar" den eigenen Wert. *(Bitte hierunter keine Schuldzuweisung verstehen, denn: Jeder setzt in der Begegnung Muster, die jedoch zu dem Menschen, der sie sich bastelt gehören. Daher sind weder Eltern noch sonst jemand schuldig im Sinne des „willentlich Verursachten".)* Wir sehen solche Kritik nicht auf die Situation bezogen, beispielsweise dass unsere Kleidung für den Anlass einfach unpassend ist, sondern beziehen sie auf uns als Person. Damit würdigen *wir uns selbst* wieder herab und verstärken das Muster.

Spott und Ironie können jene Menschen mit Mangel an Nr. 7 Magnesium phosphoricum oft nicht vertragen. Sie verstehen solche Anmerkungen als persönliche Kritik und sagen sich selbst: „Das hättest du wissen müssen" oder „Das hätte dir nicht passieren dürfen." Aus diesem Grund ist es für diese Menschen auch wichtig, was das Umfeld von ihm denkt.

Tapferkeit

Gefühle müssen „tapfer" unterdrückt werden, die Menschen haben oft gehört: „Das ist doch nicht so schlimm." Ihre Not und ihr Schmerz wurden vom Umfeld nicht gesehen und nicht als wichtig genug bewertet, sich darum zu kümmern. Um den Schmerz der

Nichtbeachtung zu vermeiden, werden die Gefühle nach Liebe und Geborgenheit verdrängt und unterdrückt.

Der Wunsch nach Liebe und Geborgenheit, nach dem Beachtetwerden, ist weiterhin vorhanden, kann häufig aber nicht oder nicht mehr ausgedrückt werden. Ausweg ist dann der raue Ton im Umgang mit anderen, um sich selbst nicht in die Gefahr zu bringen, Emotionen zu zeigen. Der eigentlich herzliche und liebevolle Mensch wird zum Choleriker und lehnt Berührung ab, obwohl er sich danach sehnt. Hier erkennt man den Erwachsenen, der die Kinderschuhe anbehalten hat.

Schleusen öffnen

7

Hat er jedoch einen Menschen gefunden, dem er sich öffnen kann, brechen Dämme und er hört nicht auf zu reden. Werden nun die Defizite bewusst, ist vieles schon geregelt. Da er ja anpacken kann, werden dann auch diese Dinge angepackt. Das kann aber zur Folge haben, dass es auch zu abrupten Trennungen kommt, was die Umwelt wieder mit Unverständnis reagieren lässt.

Das Gefühl der Minderwertigkeit in seiner Darstellung verursacht einen erhöhten Verbrauch von Magnesium phosphoricum in den Drüsen, den Nerven und im Herzen. Die unterdrückten Gefühle werden als Spannung meist nicht bewusst wahrgenommen. Anzeichen sind dann die körperlichen Spannungen in der Muskulatur.

Die Nr. 7 Magnesium phosphoricum hilft, die eigene Richtung zu erkennen und ihr zu folgen. Sie erdet und macht im Inneren den Weg frei für Selbsterkenntnis und Selbstliebe, die unabhängig von der Meinung der Umwelt macht.

Der innere Kampf führt zu Verkrampfungen auf körperlicher Ebene und zieht schmerzhafte Beschwerden nach sich, die sich sowohl muskulär als auch organisch in Krämpfen zeigen.

Dialog zur Klärung und Lösung

Fragen Sie sich selbst

- Wem will ich es beweisen?
- Was will ich sein und zeigen?

Neue Seelenmuster

Seelisch wie körperlich hilft die Nr. 7 Magnesium phosphoricum zu entkrampfen, loszulassen und zu entspannen. Löse dich von inneren Spannungen und erkenne, dass alles wie von selbst fließt. Sei gut „geerdet", verbinde dich mit deinem inneren Ruhepol und dich wirft so schnell im Leben nichts um. Gehe in Ruhe, Geduld und innerer Harmonie deinen Weg. Halte an nichts fest und lasse den Dingen und Menschen um dich herum ihren eigenen Weg.

Affirmation

Ich bin, wie ich sein will und sein soll.

Eigene Erfahrungen

Persönlich finde ich es wunderbar, dass der Mensch mit Mangel an Magnesium während der Einnahme immer mehr zu seinem Humor und zur Fröhlichkeit zurückfindet. Für mich war dieses Salz nicht nur körperlich der Weg aus jahrelangen Hormonstörungen mit Beschwerden mit der Schilddrüse und bei der Menstruation. Die Nr. 7 ist mein Allheilmittel, wenn ich „schlecht drauf bin". Sie ist mein oberstes Erdungsmittel, und wenn ich länger als eine Nacht aus dem Haus gehe, habe ich das Salz immer dabei.

Ein Seminarteilnehmer sagte zu der Wirkung einmal Folgendes: „Ich hatte schon lange nicht mehr das Gefühl, noch Boden unter den Füßen zu haben; jetzt stehe ich wieder mit beiden Beinen auf der Erde."

Mineralstoffe aus anderen natürlichen Vorkommen

Steinheilkunde

Magnesit Als Magnesiumcarbonat entspricht der Magnesit am deutlichsten der Nr. 7, da die Carbonate in dieser Kombination ebenfalls die ausgleichenden und entspannenden Wirkungen zeigen. Er fördert Gelassenheit und hilft durch innere Klärung, den Weg zu Harmonie und selbstbestimmtem Handeln zu finden.

Heilpflanzen

Ingwer, Schnittlauch, Gerste.

Nr. 8 Natrium chloratum D6

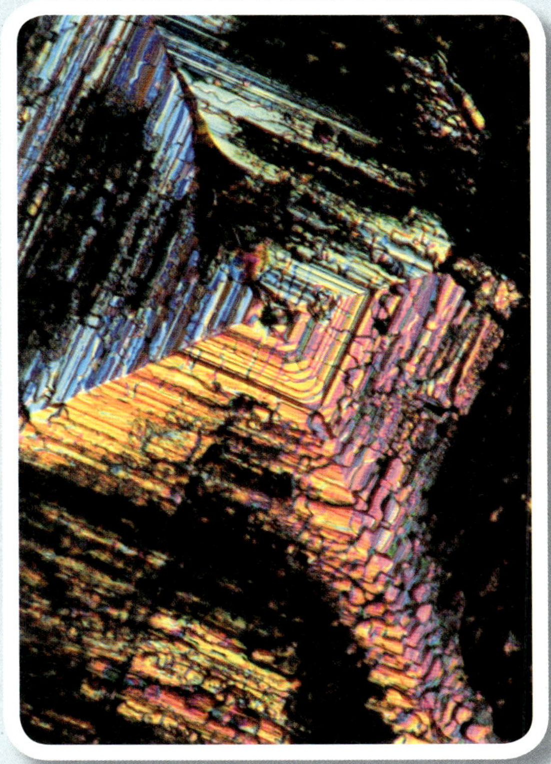

8

Prinzip
Wasser ist Leben und Bewegung

Das Wasser des Lebens, aus dem wir gekommen sind, ist Salzwasser. Das Meer war unser Zuhause und ist noch in uns, da unsere Körperflüssigkeiten auf die Anwesenheit von Natriumchlorid angewiesen sind.

Seele-Körper-Muster

Angst und Schutz

Die Bedeutung des Salzwassers für die Entwicklung des Menschen ist nicht auf den Körper beschränkt, sondern wirkt auch auf unsere Psyche. Das Verlassen des Meeres ist im Rahmen der evolutionären Entwicklung ähnlich der Geburt: Der Mensch verlässt einen geschützten Bereich und geht ins Ungewisse. Daher wird ein wichtiger Aspekt für die Wirkung von Nr. 8 Natrium chloratum auf die Psyche besonders bei der Angst vor Verlusten und dem Alleinsein erkennbar.

Geborgenheit

8

Der Verlust der Geborgenheit führt dazu, dass sich ein Mensch mit Mangel an Nr. 8 Natrium chloratum nach Anerkennung und Annahme sehnt. Dafür ist er bereit, viel zu tun. Er glaubt, sich die Anerkennung mit Leistung erarbeiten zu können – das Leben muss „verdient" werden. Daher lebt er in Anpassung, Gehorsam und bringt Leistung ohne Rücksicht auf eigene innere Widersprüche und körperliche Möglichkeiten. Es zählt der Erfolg, die Belobigung, er bemüht sich, anderen und deren Ansprüchen gerecht zu werden. Unterbleibt die Belobigung, glaubt er, nicht gut genug zu sein und nicht genug getan zu haben, und so erhöht er den Einsatz gegen Körper und Psyche. Das Eigene wird in den Hintergrund gestellt. *(„Das Eigene" umfasst alles, was den Menschen selbst betrifft, nicht nur Bedürfnisse oder andere Anteile. Der Mensch kann sich in unterschiedlichen Anteilen selbst vergessen, doch zu versuchen, diese hier aufzuzählen, wäre dennoch unvollständig.)*

Erwartung und Enttäuschung

Auf Erwartung folgt Enttäuschung. Denn unser Gegenüber kann nicht oder nur selten erkennen, was man erwartet. Also werden sie nur in den seltensten Fällen das tun, was wir erwarten. Da der Mensch nicht bekommt, was er erwartet, verfällt er in

Enttäuschung. Doch getäuscht hat er nur sich selbst. Im Privaten führt es zu Auseinandersetzungen mit der Kernaussage: „Dir kann man es nicht recht machen“, der Mensch schmollt und es kullern heiße, salzige Tränen. Das Unverständnis der Umgebung auf die Reaktion verstärkt diesen Zustand obendrein. Je ausgeprägter der Mangel an Nr. 8 Natrium chloratum ist, desto weniger findet der Mensch den Ausweg aus dieser Falle.

Selbstkritik

Die Bemühungen werden anhand der eigenen Vorstellungen gelenkt und nicht nach der äußeren Situation. Kritik und Erfolglosigkeit sind die Folge. Für den Menschen entsteht das Gefühl, ungerecht behandelt zu werden. Die zu schluckende Enttäuschung erzeugt als körperliches Symptom den Kloß im Hals. Das Kloßgefühl führt zur schulmedizinischen Überprüfung der Schilddrüse und wird trotz fehlender weiterer Symptome häufig mit Hormonen behandelt.

Salz im Haushalt und Jod

Vielfach wird in den Haushalten Jodsalz verwendet in dem irrigen Glauben, sich etwas Gutes zu tun. Leider ist die Jodierung unserer Speisen und des Kochsalzes ein unverantwortlicher Zwangseingriff in die Gesundheit der Bevölkerung und richtet inzwischen erheblichen Schaden an. Der als Grund für die Jodierung angegebene Mangel an Jod in unserem Land existiert nicht wirklich, die angekündigten positiven Auswirkungen auf die Reduzierung der Kropfbildung sind gering gewesen. Dafür treten, seitdem den Speisen Jod zugesetzt wird, in alarmierender Zahl Schilddrüsenentzündungen auf und die Zahl der Operationen wegen kalter oder heißer Knoten hat sich erhöht.

Hier sollte man sich auch bewusst machen, dass die Schilddrüse eine Drüse in einem komplexen System unseres Hormonhaushaltes ist. Greifen wir an einer Stelle ein, hat dies Auswirkungen auf das gesamte System. Dazu gehören die Nebennieren, die Eierstöcke, die Prostata und die Hypophyse. In allen diesen

Organbereichen treten immer mehr Erkrankungen auf, deren Ursprung uns nicht klar ist. Oft verschwinden diese, wenn die Patienten Schüßler-Salze nehmen und das Jodsalz weglassen.

Der Verzicht auf Jodsalz und Speisen, die jodiertes Salz enthalten, ist vor allem bei Kindern unerlässlich. Der kleinere, nicht ausgereifte Körper ist für Verschiebungen im Hormonsystem besonders anfällig, sodass es hier sogar zu massiven Störungen wie Unfruchtbarkeit kommen kann. Außerdem entsprechen viele Symptome der Kinder, die mit ADS (Aufmerksamkeitsdefizit-Syndrom) und ADHS (Aufmerksamkeitsdefizit- und Hyperaktivitäts-Syndrom) diagnostiziert werden, jenen Symptomen, die man bei Schilddrüsenstörungen entwickeln kann.

Das Jod, das dem industriell erzeugten Kochsalz zugeführt wird, entstammt meist nicht natürlicher Quellen. Dieses Kochsalz wurde von allen begleitenden Spurenelementen bereinigt und enthält nur noch Natriumchlorid. Hingegen enthält Meersalz eine beachtliche Menge an Spurenelementen in Kombination mit Jod, sodass dieses vom Körper besser verwertet werden kann.

Jod ist ein wesentlicher Bestandteil im Meerwasser und hier ist die Wirkung auf unsere Psyche besonders zu beachten. Wesentliche Merkmale bei Mängeln an jodbasierten Mineralstoffen sind häufiges Weinen und eine unerfüllbare Sehnsucht nach etwas, was der Mensch nicht definieren kann.

Diese Kombination von Salz und Jod sorgt dafür, dass wir uns am Meer wohl fühlen, uns dort gut erholen, Krankheiten gelindert und selbst offene Verletzungen geheilt werden.

Erinnerungen der Seele, Depression

Manchmal kann es auch vorkommen, dass Menschen auf ein Meer mit hohem Salzgehalt, wie die Nordsee, mit erhöhter Sensibilität reagieren oder gar alte seelische Verletzung zum Ausbruch kommen, ohne dass ihnen die Zusammenhänge bewusst werden. Wie am Meer vermag die Gabe von Nr. 8 Natrium chloratum alte Traumata lösen helfen und ungeweinten Tränen den Weg bahnen. In der klassischen Homöopathie ist es daher auch eines der wichtigsten Mittel, um Seelennot und unterdrückte Trauer zu behandeln.

Jede Art von Depression ist eine Unterdrückung der wahren Seelenbilder. Diese gilt es mit Nr. 8 Natrium chloratum aufzuweichen und zu lösen. Fließt der Schmerz, wird die Seele wieder frei.

Beweglichkeit

Der Mensch mit Natrium-chloratum-Mangel ist zwar hilfsbereit, aber er ist es aus Egoismus und um der Bestätigung willen. Diese Fixierung führt auf Dauer zu Stauungen im System, vor allem im Bewegungssystem, was sich zum Beispiel in Steifheit, rheumatischen Erkrankungen und Gicht äußern kann. Hier spielen auch die Gelenkschmiere und die Knorpel der Gelenke eine Rolle. Die Beweglichkeit wird eingeschränkt. Blicken wir noch einmal zurück in die Evolution, dann wissen wir, dass beim Wechsel vom Wasser aufs Land sich die Gelenke der Wirbeltiere weiterentwickeln mussten.

Anpassung und Perfektion

Sehen wir die Probleme bei der Anpassung und die Angst, die das Neue auslöste, dann verstehen wir, wie wichtig die Ignorierung der eigenen Bedürfnisse für die Überwindung des Wechsels ist. Das Überleben der Art war beim Verlassen des Meeres und bei der evolutionären Entwicklung wichtiger als das Individuum. Hierdurch entsteht auch die unerklärbare Angst, dass „alles vergebens" war. Das Gefühl, es nicht geschafft zu haben, würde das Überleben der Art gefährden und muss unterdrückt werden.

Perfektion und Angst

In seinem Grundmuster will der Mensch allen gerecht werden und verurteilt sich selbst, wenn er das nicht schafft. Wir kennen das: Im Beruf existiert die Angst vor der Entlassung, wenn man nicht perfekt ist. Zu Hause bestehen aus demselben Grund Verlassensängste. Die Angst, nicht „gut genug" zu sein, zwingt uns zu bisweilen irrationaler Perfektion, die bis in Zwangshandlungen

(Putzen, Türen schließen, das Überprüfen, ob alle Geräte im Haus ausgeschaltet sind) hineinführen kann. Jeglicher Kontrollzwang (der sich nicht nur auf Zwangshandlungen erstreckt, sondern auch Partner und Kinder trifft) sollte mit Nr. 8 Natrium chloratum behandelt werden.

Die Angst führt zu immer mehr Verspannungen und Blockaden, die sich in muskulären und Gelenkbeschwerden widerspiegeln. Im nervlichen Bereich wird der Mensch hochsensibel und reagiert oft mit Herpes und anderen neuralgischen Beschwerden auf Belastungen von außen. Alle Hautreaktionen gehen entweder mit wässrigen Reaktionen einher oder sind durch extreme Trockenheit gekennzeichnet und symbolisieren wieder die beiden Pole Alles oder Nichts.

Demut

Unterdrückung und Fixierung von Gefühlen produzieren Stauungen, die oft zu Steifheit, Rheuma, Gicht und Arthrose führen. Die fehlende Gelenkschmiere bei Mangel an Nr. 8 Natrium chloratum macht die Gelenke steif, unbeweglich, und sie führt zu Knoten und häufig zu Knieproblemen.

Die damit verbundenen seelisch-geistigen Themen zeigen den gleichen Zusammenhang: Die Knie stehen für das „in Demut annehmen“, wobei nicht die christliche Demut des Sich-Unterwerfens gemeint ist, sondern der wirkliche Sinn der Demut: „annehmen, was kommt“ im tiefen Vertrauen. Das Vertrauen fehlt beim Mangel an Nr. 8 Natrium chloratum. Daher kann der Mensch sich nicht gut dem Fluss der Dinge überlassen. Die Kontrolle jedoch macht aus dem Fluss einen starren Kanal und verhindert jegliche Beweglichkeit.

Verknöcherung in Kopf und Seele

Die Knotenbildung an den Händen finden wir häufig an den Mittel- und Fingerkuppengelenken. Die dazu passenden Entsprechungen: Die Grundphalangen der Finger stehen für die körperlich-seelische Basiskraft, die Mittelphalangen für die emotionalen und die Endphalangen für die geistigen Fähigkeiten zur Umsetzung unserer Lebensthemen.

Die Knoten zeigen uns, dass Stauungen in der Überleitung der Energie zwischen Körper und Geist beziehungsweise zwischen Emotion und geistigen Handlungen bestehen. Mit Hilfe der Chirologie (Handlesekunst) lässt sich noch genauer feststellen, wo die Stauungen einen Hinweis auf die psychischen Themen geben, da alle Finger einem Lebensthema zugeordnet werden. Die in der Behandlung notwendige Kombination mit der Nr. 9 Natrium phosphoricum ist deutlich erkennbar. Der Säurehalt spielt in diesem Themenkreis eine große Rolle und sollte mit beachtet werden.

Macht

Alles, was am Körper im Außen und Innen zu nass und zu trocken ist (Haut, Augen, Schleimhaut), braucht Nr. 8 Natrium chloratum. Übertragen auf die Psyche sagt uns diese Kernaussage: Alle, die zu distanziert sind, und alle, die keinen Abstand kennen, benötigen diesen Mineralstoff.

Menschen, die den Eindruck vermitteln, sie seien so „trocken", dass nichts im Leben sie berühren kann, erscheinen uns abweisend und können kaum Emotionen zeigen. Das Gegenteil findet sich beim „Sensibelchen", das Gott und die Welt retten will und bei der kleinsten Rührung die Krokodilstränen fließen lässt. Auch wer zu sehr auf die Tränendrüsen drückt, braucht die Nr. 8; hierzu gehören auch die „Heulsusen", die ihre Tränen als Mittel einsetzen, um ihre Wünsche erfüllt zu bekommen.

„Achte meine Aura" bezieht sich auf jene Menschen, die alles wissen wollen und uns fast ins Hemd kriechen, um alles zu erfahren, um alles zu dirigieren oder uns mit ihrer Hilfsaktion zu überschütten.

Mutter-Kind-Muster

In diesem Fall ist das Elternprinzip zu erkennen: „Was sollen die anderen von uns denken?" Es ist wichtig, den Schein zu wahren. Eine Mutter mit Mangel an Natrium chloratum wird ihr Kind überaus behüten, bis hin zur dominanten Regulierung. Das Bild, das die Familie nach außen abgibt, ist besonders wichtig und muss gepflegt werden. Alles, was diesem Ansehen schaden kann, wird vermieden, notfalls mit Druck. Die eigene Anpassung, um zu gefallen, wird zum Druckmittel auf das Kind und lässt ihm oft kaum die Luft zum Atmen. Daher ist es in der Praxis wichtig, darauf zu achten, wenn Mütter Termine mit ihren Kindern beziehungsweise für ihre Kinder machen. Auch wenn das Kind schon alt genug ist, um für sich selbst zu sprechen, fällt die Mutter ihm immer wieder ins Wort und erläutert den Sachverhalt aus ihrer Sicht. Denn sie glaubt, besser zu wissen, was ihr Kind fühlt.

Hier hat man als Therapeut nur die Möglichkeit, die Mutter ins Wartezimmer zu setzen und mit dem kleinen oder großen Patienten allein zu sprechen. Ist diese Verhaltensweise in einem Elternhaus sehr ausgeprägt, wird das Kind wahrscheinlich unter Hauterkrankungen, Asthma oder Allergien leiden.

Es ist immer sinnvoll, in die Behandlung von Kindern die Eltern einzubeziehen; bei Mangel an Nr. 8 Natrium chloratum ist es absolut erforderlich.

Bei Paaren, wo einer von den beiden einen Mangel an Nr. 8 Natrium chloratum aufweist, können sich ähnliche Machtstrukturen finden. Sie oder auch er setzt das Kind-Muster ein und versucht, die „Chefposition“ zu besetzen, und sie oder er ist nicht zu einer gleichwertigen Partnerschaft in der Lage.

Dialog zur Klärung und Lösung

Fragen Sie sich selbst

- Wem bin ich nicht genug gewesen?
- Wessen Muster erfülle ich?
- Von wem will ich, dass er mein Muster erfüllt?

Neue Seelenmuster

Der ausgeglichene Zustand lässt dich hilfsbereit, zuverlässig und fleißig sein. Du weißt aber auch, wann du die eigenen Grenzen überschreitest. Du bist beweglich und kannst dich auf Neues einlassen. Du vertraust darauf, dass alles gut ist. Du kannst die eigene Arbeit selbst als wertvoll schätzen und bist nicht auf Lob von außen angewiesen.

Affirmation

Ich bin stets behütet und vertraue dem Fluss meines Lebens.

8

Mineralstoffe aus anderen natürlichen Vorkommen

Steinheilkunde

Halit Er hilft, alte Verhaltensmuster aufzulösen, wirkt aufmunternd und stimmungsverbessernd. Des Weiteren hilft das Mineral, Unbewusstes sichtbar und veränderbar zu machen.

Heilpflanzen

Meeresalgen.

Nr. 9 Natrium phosphoricum D6

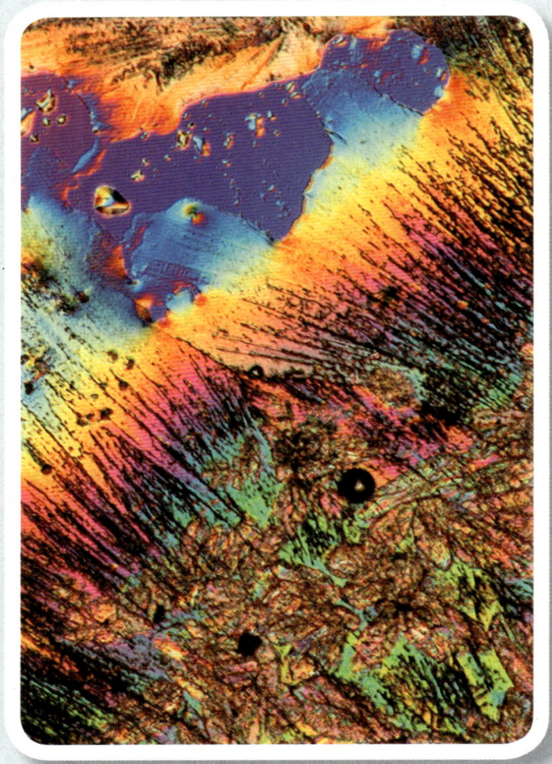

9

Prinzip
Lebenszweck und Lebensfreude

Seele-Körper-Muster

„Ich handle, um zu..."

Dies ist eines der Grundprinzipien des Natrium-phosphoricum-Menschen, der sich in der Mangelsituation befindet. Für ihn muss das Handeln einen zielgerichteten Zweck erfüllen, denn es sollte der Nützlichkeit dienen.

Zeigen, wer man ist und was man hat

Der Wert der Handlung wird reduziert auf das strikte Umsetzen der oft irrigen Idealvorstellungen, die zum eigenen Gefängnis geworden sind, oder er geht völlig verloren. Zwangshandlungen und -verhalten treten in unterschiedlicher Ausprägung auf. Gepaart mit Hauterkrankungen sind hier zum Beispiel Wasch- und Putzzwänge zu Hause. Dem Handeln fehlt der Inhalt, und eine Manipulation des Selbst und der Umwelt tritt an diese Stelle, die man teils auch mit Gewalt umsetzt.

Die Energie wird gebremst, es entsteht Säure – emotional und körperlich mit all seinen Folgen. Der Mensch ist sauer, reagiert sauer, sein Körper wird sauer und lässt aus der brennenden Säure Schmerzen entstehen mit brennenden Schmerzen in Magen und Darm, in den Gelenken, den Muskeln und der Haut.

Druck nach innen und außen

Dieser Mensch neigt im Defizit dazu, durch seine Handlungen sein Umfeld zu erdrücken: Er will anderen „Seins" aufdrücken, weil er alles angeblich immer besser weiß und es gut meint – bei Bachblüten passt in einem solchen Fall als Ergänzung die Blüte Vervain.

Er muss sich ununterbrochen beweisen und anderen zeigen, wer und was er ist, es in sie hineindrücken. Übertragen finden wir dies bei den Schmerzen, die durch Erkrankungen bei Mangel an Natrium phosphoricum vorkommen, zum Beispiel den Gelenken: Auch hier ist der Schmerz drückend.

Sauer sein

Der permanente Druck, dem dieser Mensch sich ausgesetzt fühlt, macht nervös: Zu viel Säure ist die Ursache für Ablagerungen an den Nervenenden, was gereizt und unruhig macht.

Grundsätzlich liebt dieser Mensch die Ordnung, doch im Defizit wird sein seiner Meinung nach mustergültiges Verhalten zur Last und zum Zwang – also wirkt es dann wie eine Form der Verknotung. Im seelisch-geistigen wie im körperlichen Bereich kommt es zu Stauungen, Ablagerungen wiederum führen zu Knoten in den Muskeln und Gelenken, sodass Rheuma, Arthrose, Fibromyalgie und andere Beschwerden entstehen.

Gelingt es nicht, Menschen im engeren Umfeld zu der gewünschten Lebensweise zu bekehren, reagiert man „sauer“, unterdrückt die Realität und stößt die anderen vor den Kopf. Diese Unterdrückung wiederum führt zu körperlichen Reaktionen. Je länger der Zustand dauert und je stärker das Defizit wird, desto mehr entgleist der Säure-Basen-Haushalt und der Mensch riecht sauer, seine Haut, sein Urin. In den Hautporen lagern sich Mitesser ab und werden oft auch zu eitrigen Pickeln. Unreine Haut ist ein häufiger Begleiter der Übersäuerung, teils verbunden mit starkem Juckreiz. Das Kratzen können wir als Zeichen dafür sehen, dass wir „aus der Haut fahren“ wollen. Hier zeigt sich die Unzufriedenheit mit dem eigenen Zustand.

Im fortgeschrittenen Mangel-Zustand erreicht diesen Menschen nichts Liebes mehr und er wird darum immer mehr sauer. *(„Nichts Liebes“ bezieht sich auch auf allgemeine Dinge und darauf, dass er selbst die Liebe, die ihm gezeigt wird, nicht mehr als solche empfinden kann.)* Ein sich im Kreis drehender Zustand entsteht, der Körper und Psyche erschöpft, müde macht und zu tiefgreifender Bitternis führen kann.

Hier ist auf den Unterschied zu anderen Defiziten zu achten. Menschen, denen die Nr. 9 Natrium phosphoricum fehlt, haben keine Depression, sondern sehen sich als Prügelknabe der Welt, als unverstanden und falsch beurteilt. Daraus entstehen Groll und Bitterkeit. Die ewigen Nörgler gehören auch zu diesen Menschen.

Stauung und Lösung

Die angesammelten Stoffe machen dem Körper die Verarbeitung schwer und Organthemen werden folgen wie die bittere Galle durch Steinablagerungen. Das bedeutet, dass der Mangel an Nr. 9 Natrium phosphoricum oft erst einmal die Spitze des Eisberges anzeigt, der sich bei diesem Menschen gebildet hat. Daher sind die Erkrankungen des rheumatischen Formenkreises auch nicht so schnell heilbar und brauchen vor allem Liebe und Geduld. Liebevolle Massagen sind wichtig. Ebenso wie Energieanwendungen können sie helfen, das vorhandene, jedoch verschüttete Licht des Menschen wieder zu befreien und den Fluss in Bewegung zu bringen.

Dialog zur Klärung und Lösung

Fragen Sie sich selbst

Auf wen oder was bin ich sauer?

Wessen Anspruch erfülle ich nicht?

Wen will ich beeindrucken?

Neue Seelenwege

Über die Einnahme der Nr. 9 können sich nicht nur die Schlacken lösen, sondern du kannst für dich selbst eine Lösung finden, indem du dem Leben wieder erlaubst, in dir frei zu fließen. Dein Ziel ist die Freigabe deiner eigenen Energien und das Zulassen des freien Flusses. Öffnest du dich diesem Zustand, kannst du das Leben in all seinen schönen Facetten leben und genießen.

Affirmation

Ich lasse meine Energie und die des Lebens frei fließen.

Mineralstoffe aus anderen natürlichen Vorkommen

Steinheilkunde

Natrium finden wir in der Mineralogie als Beimengung von verschiedenen Gesteinsgruppen. Da es aber keine direkten analogen Heilsteine gibt, erwähne ich im Folgenden einige Mineralien, die zum Themenkreis passen. Hierzu gehören aus den basischen Silikat- und Carbonatgesteinen diejenigen, die auch Phosphat enthalten und eine säureneutralisierende Wirkung aufweisen:

Brasilianit Dieser Mineralstein besteht aus basischem Natriumphosphat mit Calcium-, Eisen- und Kaliumanteilen. Er setzt frische Energien frei, stärkt das Gedächtnis und unterstützt dabei, den eigenen Lebensweg zu erkennen.

Dolomit (Calcium-Magnesium-Phosphat) Das Mineral wirkt ausgleichend und beruhigend, vor allem bei starken Gefühlsausbrüchen. Es hilft, anstehende Aufgaben zu bewältigen.

9

Septarie (Calcium-Carbonat/Aluminium-Silikat) Dieser Heilstein hilft, Konflikte zu bewältigen, Enttäuschung und Verbitterung zu vermeiden und in Hoffnung und Vertrauen zu wandeln, sich nicht zu verschließen und anstehende Aufgaben zu verdrängen.

Sodalith Er hilft, blockierte Gefühle zu befreien, die eigene Wahrheit zu erkennen, umzusetzen und sich dabei treu zu bleiben. Die natürliche Konsequenz, nämlich schädliche Verhaltensmuster zu ändern, wird gestärkt und hilft uns, mit einer guten Portion Idealismus durchs Leben zu gehen.

Dies kann ich aus persönlicher Erfahrung bestätigen, da er einer der ersten Heilsteine ist, die ich, damals noch unwissend um ihre Wirkung, aufgrund der von mir geliebten Farbe gekauft hatte. In einer schwierigen Lebenssituation hatte ich mir den Sodalith, den roten Jaspis und den Onyx ausgesucht. Wie ich dann feststellte, waren dies genau die Dinge, die ich brauchte, um meinen neuen Weg zu erkennen, anzunehmen und mit Mut zu gehen. Die Liebe zum Sodalith ist geblieben, denn er offenbart mir immer wieder mal, wann es angezeigt ist, mich mit meinem Innenleben zu beschäftigen und genauer hinzusehen. Parallel dazu nutze ich dann oft seinen „großen Bruder", den Lapislazuli (Beschreibung siehe bei Nr. 4 Kalium chloratum).

Heilpflanzen

Löwenzahn.

9

Nr. 10 Natrium sulfuricum D6

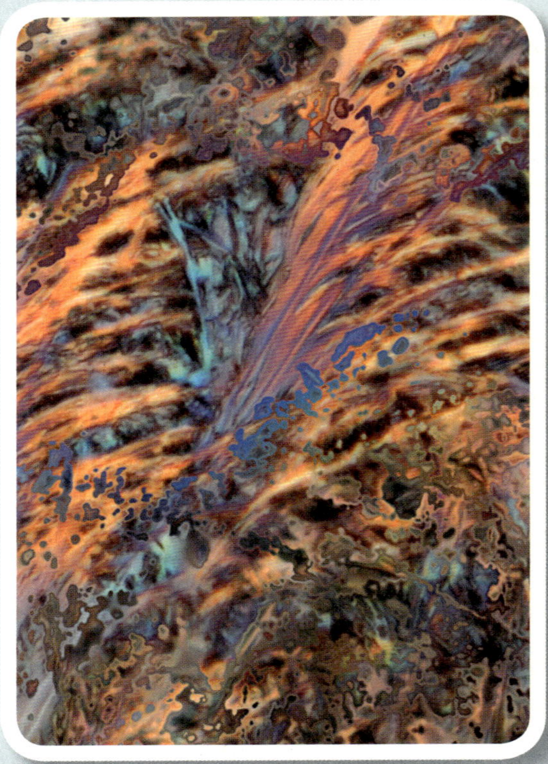

10

Prinzip
Opferverhalten

Seele-Körper-Muster

Es sind immer die anderen

Wie viele wundervolle Ausreden gibt es, sich der Verantwortung zu entziehen. Wie bequem ist es, das Opfer zu sein. Man hört von diesen Menschen Sätze wie: „Es geht nicht anders, das ist halt so, das ist eben Schicksal, das muss man leider ertragen, ich kann ja nichts dafür, ich kann nun mal nichts ändern."

Sich entziehen

Man entzieht sich, es fehlen das Erkennen der Lebensaufgabe und der Wille, sich dem Leben zu stellen.

Passivität verhindert Druck

Passivität ist Teil des Grundverhaltens dieser Menschen: Man muss nichts tun, denn die anderen sind ja schuld. Kinder werden so, wenn sie dem ständigen Druck anklagender Eltern nicht gewachsen sind. Erst sind sie frech und rücksichtslos; danach bricht die Eigenständigkeit zusammen und sie können sich nur noch selten zur Aktivität aufraffen. Je länger dieses Verhalten praktiziert wird, desto mehr Gefühle müssen weggedrückt werden. Der Mensch bekommt Angst vor einem Durchbruch der übermächtigen Gefühle, beispielsweise einem Ausbruch von Wut oder Jähzorn. Je stärker der Mangel, desto größer sind seine Sorgen, die Kontrolle zu verlieren, und deshalb verstärkt er den Verdrängungsprozess.

Affekt

Affekthandlungen sind möglich und werden von den Personen im Umfeld gefürchtet. Oft suchen sich diese Menschen dann ein starkes Ventil, um einen Teil der Energie abbauen zu können. Leider aber ist dies selten der Sport und Ähnliches, vielmehr kommt es zu Fehlhandlungen bis hin zu gewalttätigen Situationen, in denen die gestauten Gefühle an Unschuldigen abreagiert werden. Passend zum Thema kann hier auch die Bachblüte Cherry Plum parallel gegeben werden.

Hass und Vergiftung

In der Antlitzdiagnose treten beim Mangel an Nr. 10 Natrium sulfuricum die gleichen Anzeichen auf wie bei Alkoholikern. Hier sehe ich eine Analogie, denn der Alkoholmissbrauch erzeugt sowohl Aggressivität wie Passivität, und er erzeugt ebenso eine Stoffwechselerkrankung. Bei beiden Situationen werden die Organe geschädigt. Festgestellt habe ich, dass Menschen mit Mangel an Nr. 10 gerne Rotwein trinken, wobei das natürlich nicht heißt, dass der Rotweintrinker gleich ein Alkoholproblem oder eine Stoffwechselerkrankung bekommt.

Schmerz der alten Muster

Die Polarität der Passivität erlebt der Mensch bei den Symptomen der Verstopfung und des Durchfalls, was beides auch abwechselnd auftreten kann. Der Durchfall zeigt dann die nicht mehr zu kontrollierenden Ausbrüche der Gefühle an. Dass Nr. 10 Natrium sulfuricum bei Bettnässen hilft, zeigt auch wieder das Prinzip, dass dies fast nur im Schlaf passiert, wenn die gestauten Gefühle nicht mehr unter Kontrolle gehalten werden können.

Körperlich verursachen die Passivität und das Wegdrücken der Gefühle Stauungen der Gewebeflüssigkeiten und Stase der Organe, was zu unterschiedlichen Formen der Einlagerung führt. Auf der körperlichen Ebene wirkt die Nr. 10 entwässernd, regt die Reizleitung der Stoffwechselorgane an und fördert deren Ausscheidungstätigkeit. Hier wird der Einfluss von Natrium sulfuricum auf den Körper deutlich. Auch wenn der Körper sich eigene Öffnungen schafft wie bei offenen Beinen, zeigt er, dass etwas hinaus muss, denn die Fülle der Passivität bringt ihn um.

Ansammlung von Negativem

Interessant ist in diesem Zusammenhang, dass die Passivität einzelner Organe auch Folgen für andere Organe hat beziehungsweise bei bestimmten Erkrankungen begleitend auftreten kann wie die Diabetes – das Thema der Bauchspeicheldrüse: die Süße des Lebens zu verarbeiten. Kann sich der Mensch nicht freuen und nicht genießen, wird er passiv. Und ist der Mensch passiv, verliert er die Lebensfreude. Das herzliche Lachen ist für diese Menschen schwierig, der intensive Ausdruck von Gefühlen kann nicht gelebt werden. Vor allem die positiven Gefühle fehlen, die Freude, der Genuss sind nur selten möglich und wenn, dann hat dies oft einen Nachgeschmack, er macht sich Vorwürfe und gönnt es sich nicht.

Für den Erwachsenen ist wie bei allen Natrium-Typen wichtig, was die Leute sagen. Auch wenn sie zu einer ausufernden Figur neigen, werden sie versuchen, diese zu kaschieren und teure Sachen tragen, damit sie schick sind und nicht als unförmig oder gar fett bezeichnet werden.

Eigene Erfahrungen

Die heftigste Erfahrung mit Natrium sulfuricum machte ich nicht mit dem Schüßler-Salz, sondern in der Glaubersalz-Therme von Bad Bertrich, einem kleinen verträumten Städtchen nahe der Mosel. Eine knappe Stunde davon entfernt lebe ich, und in einer privaten Stressphase gönnte ich mir dort zwei Tage zum Ausspannen. Das Wasser der Therme tat mir sehr gut, doch am zweiten Tag begann die „Ausleitung“, aber nicht körperlich, was mir erst einmal lieber gewesen wäre. Vielmehr trat mir meine Gefühlssituation so etwas von klar vor die Augen und verließ sie in Form von Tränen. Die Schlacken der Seele waren in Aufruhr und entluden sich. Ich fuhr völlig „ausgelaugt“ nach Hause zurück, doch fühlte ich mich auch von innen und außen „gesäubert“. Diesen Effekt können wir im Alltag durchaus mit einem Vollbad mit Glaubersalz und der Nr. 10 kombiniert erreichen.

Dialog zur Klärung und Lösung

Fragen Sie sich selbst

- Warum unterdrücke ich meine Gefühle?
- Welche Gefühle unterdrücke ich?
- Wo sammle ich zu viel?

- Was gönne ich mir nicht?

Neue Seelenwege

Bewege dich wie Wasser: Mal drängt es sich durch die kleinste Rille und mal ist es ein breiter, reißender Fluss. Sei alles und freue dich an der Bewegung. Stehendes Wasser wird faul, also entdecke die fröhlich sprudelnde Quelle in dir.

Affirmation

Ich übernehme für mich und mein Leben mit Freude die volle Verantwortung.

Mineralstoffe aus anderen natürlichen Vorkommen

Steinheilkunde

Natriumsulfat: Als Heilmittel erkannte der Chemiker Johann Rudolf Glauber schon 1625 dieses wichtige Mineral, das auch heute noch in der Rohsubstanz seinen Namen (Glaubersalz) trägt, und ordnete ihm bereits über zwanzig der heute bekannten Anwendungsgebiete zu.

In Kristallform tritt es in der Natur als **Mirabilit** auf, ist eher selten und spielt in der Steinheilkunde keine Rolle, da es wegen der wasseranziehenden Fähigkeit recht instabil ist.

Heilpflanzen

Zwiebel, Bärlauch, Knoblauch.

Nr. 11 Silicea D12

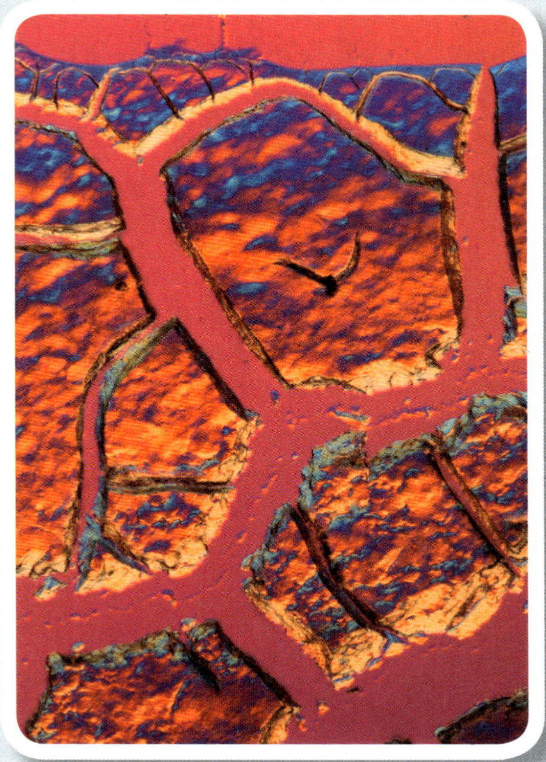

11

Prinzip
Zwanghaftigkeit und Freiheit

Seele-Körper-Muster

Streben nach Harmonie

Dieser Wunsch bestimmt das Verhalten. Alles, was die Harmonie stören könnte, wird aussortiert, ausgemerzt und beseitigt. Die Wahrnehmung der Umgebung und des eigenen Inneren unterliegt einer hohen Kontrolle, damit sofort jede Dissonanz erkannt wird. Das führt zu einer permanenten Reizüberlastung der Nerven.

Erfüllungsdruck

Das Kind identifiziert sich früh mit der Welt der Erwachsenen. Es sind die altklugen Kinder, die versuchen zu beeindrucken, indem sie sich so benehmen, als wären sie schon gleichberechtigt. („Berechtigt sein" bedeutet: Ein Recht kann eingefordert werden, daher können diese Kinder sich sehr dominant verhalten.) Zwischen den beiden Polen „Kind und Erwachsener" fühlt sich das Kind hin und her gerissen und lebt seine Kindheit nicht wirklich voll und ganz. Diesem Zustand ist das Kind nicht gewachsen und „verpulvert" zusätzlich Energie, um immer wieder den Standpunkt und die Grenzen auszutesten. Daher bleibt ein Teil der Persönlichkeit in diesem Kind-Zustand verhaftet, und als Erwachsener kann er ihn nur nachholen oder ausgleichen, wenn er die Zusammenhänge erkennt und in sich auflöst. Der Wunsch, allen gerecht zu werden, wird mit dem Verlust eines Teils der eigenen Welt beantwortet.

Wir begegnen diesem Prinzip bei der Mineralogie des Bergkristalls und allen Steinen, die einen hohen Quarzanteil besitzen. Der Quarz ist in seiner reinsten Form, der Silicea, in der Lage, Informationen zu speichern, ohne dass man es ihm ansieht. Das Abrufen der Informationen ist aber an klare Regeln gebunden und nicht so ohne Weiteres möglich – wie beim Computer, wo diese Substanz ebenfalls als Teil des Speichermediums Verwendung findet: Hier muss der Nutzer wissen, wie er die Datei öffnet. Im Silicium (Solarenergie) können wir ein hohes Maß an Energie speichern und uns zunutze machen.

Der Silicea-Mensch ist nützlich für seine Umwelt, da es ja in seiner Natur liegt, möglichst alle Forderungen zu erfüllen. Auch hier passt der Vergleich zum Kristall: Überlasten wir einen Bergkristall mit negativer Energie, wird er trübe; setzten wir ihn jedoch guten Kräften aus, wird er klarer werden. Dies geschieht auch beim Menschen: Je besser sein Umfeld ihn leuchten lässt, desto klarer wird er und belohnt es mit hoher Strahlkraft an die Menschen um ihn herum.

In der Statur sind diese Menschen feingliedrig und haben oft einen durchscheinenden Teint, der den äußeren Teil ihrer Durchlässigkeit zeigt, die später und je nach seelischer Belastung im Leben der Härte und der Maskenhaftigkeit weicht. Die Spannkraft der Haut lässt unter Belastung schnell nach und es entstehen Schwächen im Bindegewebe.

Struktur

Die Nr. 11 Silicea ist das Salz der Struktur. Die Polarität zeigt sich folgendermaßen:

- In absoluter Strukturlosigkeit, der völligen Schwäche, einen Zustand auszuhalten und in der fehlenden Kraft, eine Struktur aufrechtzuerhalten, körperlich sichtbar z. B. in weichen Nägeln, dünnem Haar und Venenschwäche.
- In der gegenteiligen Reaktion wird das Gewebe hart und brüchig, z. B. Nägel. Im Extremfall entstehen durch den Mangel an Bindegewebe Verhärtungen in der Muskulatur und Senkungen der Organe.
- Seelisch schwankt man zwischen der Unterordnung in Strukturen und deren völliger Ablehnung. Die Ablehnung erfolgt häufig über psychosomatische Erkrankungen, die eine Flucht aus der Realität ermöglichen.

Maske und Fassade

Der Mensch verliert schnell den Bezug zur Realität. Orientierung und Übersicht in äußeren Konflikten sind häufig gestört. Es erfolgt dann oft ein Rückzug, der mit Verzicht auf das tatsächliche Innenleben einhergeht und in eine Form von Automatismus und Zwangsverhalten mündet, die in gewissen Bereichen autistische Züge annehmen können. Teil der automatischen Entwicklung ist dann die Anpassung an die Wünsche anderer.

Der Verzicht auf die Verwirklichung der eigene Anteile und Wünsche zeigt sich im unverbindlichen, oft starren Lächeln des Menschen. Die Fassade ist glatt, undurchdringlich und doch mürbe, denn in kritischen Situationen fällt sie. Dies kann sich in neuralgischen Zuckungen, in Gesichtsneuralgien und Ticks darstellen. Ebenso gehören zu den körperlichen Reaktionen alle Arten von Nervenüberreizung und Licht- sowie Gehörempfindlichkeit. Weitere Auffälligkeiten sind äußere Unruhe, flatterhaftes Verhalten, neurotische Aufgedrehtheit und Hysterie sowie Zwanghaftigkeit in den Handlungen bis hin zu Neurosen, Waschzwang und Ähnlichem.

Zwanghaftigkeit und Schuldgefühl

Der Mensch fühlt sich für alle und alles verantwortlich, er überlastet sich und die Umwelt permanent. Der Ausgleich dafür, nicht alles bewältigen zu können, wird über ein permanent schlechtes Gewissen kompensiert. Die Bindegewebsschwäche ist das äußere Merkmal dafür: Er hat es nicht geschafft, die Bindung zu erhalten, da er sich irrigerweise in der Verantwortung sieht (z. B. zwischen Eltern oder Kollegen), daher ist er schuldig. Das gilt für alle Fehler, die in seinem Umfeld auftreten, egal ob innerhalb des Eltern-Kind-Verhältnisses, in den Partnerschaften oder im Beruf. Dieser Mensch ist der Dauer-Schuldige für alles, was falsch läuft und fühlt sich auch so. Die Reaktion der Umwelt bestätigt ihn vermeintlich obendrein darin, dass es so ist, und so verharrt er weiterhin in diesem Teufelskreis.

Erwartung und Enttäuschung

Aus nicht geäußerten und unerfüllten Erwartungen entstehen in der Folge Enttäuschungen. Lernt der Mensch nicht zu sagen, was er erwartet, lässt er dem Gegenüber keine Chance, sie zu erfüllen. Obwohl er die Erwartungen nicht geäußert hat, er enttäuscht und beleidigt, wenn der andere sie nicht erfüllt.

Häufig unterliegt der Mensch dem Glauben, dass Erwartungen vom Gegenüber an ihn gestellt werden, obwohl sie oft nicht einmal in der Realität bestehen. Doch der Silicea-Typ im Mangel glaubt sie zu sehen und versucht sie zu erfüllen. Das geschieht auch manchmal zum Leidwesen des Betroffenen, der nicht weiß, wie ihm geschieht. Mit dieser regelrechten Erfüllungssucht sind diese Menschen dann ein Belastung für sich und andere. Bei ihnen selbst führt es zur starker Überlastung und Überreizung des Nervensystems; es ist wie eine Kerze, die man an zwei Enden anbrennt.

Dialog zur Klärung und Lösung

Fragen Sie sich selbst

- Wem will ich was beweisen?
- Wo brauche oder suche ich Halt?

Neue Seelenwege

Nehme dich und die Umgebung in der eigenen Realität wahr. Würdige in diesem Zusammenspiel jede Seite. Lerne zu verstehen, dass Anpassung nicht die Garantie ist, ein Leben in Fülle und ohne Not zu leben. Auch in der Struktur findet sich freier Raum, in dem du dich wie ein Adler in die Lüfte schwingen kannst.

Affirmation

Ich nehme mich und die Welt in ihrem Sein wahr und erfreue mich daran.

Mineralstoffe aus anderen natürlichen Vorkommen

Steinheilkunde

Alle Quarze, z. B. **Amethyst, Bergkristall**: In der Grundstruktur aller Quarze finden wir einen der Wege, die zu uns selbst führen. Sie helfen, Muster zu erkennen, sich der eigenen geistig-seelischen Kraft bewusst zu werden und diese in unser Leben zu integrieren. Sie stärken das Selbstbewusstsein und helfen, sich den eigenen Wünschen zu öffnen.

Opale: Sie gelten auch hier als Besonderheit, da sie Siliciumgel enthalten. Sie fördern das eigene Licht zu sehen, stärken das Selbstvertrauen und schenken Freude am Leben.

Heilpflanzen

Schachtelhalm, Brennnessel, Hirse.

Die Ergänzungssalze Nr. 12 bis Nr. 27 der Biochemie nach Dr. Schüßler

Nachfolgend werden die Ergänzungssalze einzeln nach der gleichen Aufteilung wie die Grundsalze besprochen. Zu Beginn wird die Bedeutung dieser ebenfalls essentiellen Körperstoffe verdeutlicht.

Der Begriff „Ergänzungsmittel“ täuscht bezüglich der Bedeutung dieser Mineralstoffverbindungen in unserem Körper. Die Entwicklung in der Forschung der letzten siebzig Jahre hat mit zunehmender Qualität der Untersuchungsmethoden bestätigt, wie wichtig Spurenelemente für unsere Gesundheit sind. Das, was die alten Autoren noch aus dem Zusammenhang der Funktionen geschlossen oder im Tierversuch praktisch ermittelt haben, ist inzwischen längst mikroskopisch belegt und ausgebaut.

Doch ist es auch heute noch schwierig, die absolut exakte Wirkungsweise eines isolierten Stoffes ohne Berücksichtigung aller vorhandenen Cofaktoren zu definieren. Denn, wie wir schon aus der biochemischen Grundlehre von Dr. Schüßler und anderen Autoren wissen, ist oft das Ineinandergreifen der Substanzen in ihrer Wirkung mit entscheidend für den Heilungsprozess. Auch die Essentialität eines Stoffes ist schwierig nachzuweisen, da die Trennung aus dem Versorgungspool nahezu unmöglich ist und damit eine wissenschaftlich isolierte Kontrolle praktisch nicht erfolgen kann.

Einteilung der Grund- und Ergänzungssalze

Ich habe mich entschlossen, wie Dr. Schüßler selbst die Nr. 12 Calcium sulfuricum *nicht* als Grundmittel zu führen. Da jedoch ihre Bedeutung und Wirkung im Körper inzwischen klar belegt und für unsere Gesundheit zweckdienlich sind, führe ich sie bei den Ergänzungsmitteln.

Der Begriff „Ergänzungsmittel zur Biochemie nach Dr. Schüßler" entstand daher, dass diese Stoffe von ihm nicht oder nur wenig Verwendung fanden und keine Aufnahme in seine Grundmittel fanden. Inzwischen wurden die schon lange dokumentierten Ergānzungssalze von Nr. 13 bis Nr. 24 um drei weitere ergänzt, sodass wir nun unter dem Begriff Schüßler-Salze über 27 Mineralstoffverbindungen finden.

Für mich ist die Auswahl der Mittel nicht ganz schlüssig nachzuvollziehen. Einige bekannte Mineralstoffverbindungen, denen nach meiner Auffassung eine größere Bedeutung im Körper zukommt, wurden bisher nicht zu den Ergänzungssalzen hinzugenommen. Dabei will ich nicht über das Für und Wider urteilen, da mir auch die wissenschaftlichen Nachweismöglichkeiten fehlen, welches dieser Salze nun eventuell die größere Bedeutung hat.

Das hält uns natürlich nicht davon ab, uns intensiv mit den „drei Neuen" zu beschäftigen. Die praktischen Patientenerfahrungen zu diesen drei Mineralstoffen sind noch gering, daher gebe ich diese und die aus der Literatur zur Verfügung stehenden Angaben weiter und kann Sie, verehrte Leser, nur auffordern, die Wirkung im praktischen Versuch zu ermitteln, festzuhalten und Ihre persönliche Erfahrung beispielsweise in einem Forum weiterzugeben. Denn auch hier ist der Selbstversuch immer wieder von Vorteil.

Die Erkenntnisse zur Wirkung der alten Mittel entstanden vielfach aus Tierversuchen, wobei die Resultate dann auf den Menschen übertragen und in praktischer Erfahrung ausgebaut wurden. Durch die Arbeit vieler biochemischer Ärzte und Kollegen zwischen 1920 und 1970 wurde die Wirkung durch den praktischen Einsatz gewonnen und niedergeschrieben. Besonders zu erwähnen sind D. Schöpfwinkel und aus neuerer Zeit Joachim Broy. Unser Dank gilt heute diesen Arbeiten, auf deren Basis wir unser Wissen erarbeiten und ausbauen können. Die Bezüge zur Psyche finden wir teils auch in der homöopathischen Literatur.

Die weiteren Informationen entstammen persönlichen Anwendungen und Einschätzungen, sind aus den Analogien Körper–Organ–Psyche abgeleitet und beruhen auch auf den intuitiven Informationen aus dem Umgang mit den Kristallbildern.

Nr. 12 Calcium sulfuricum D12

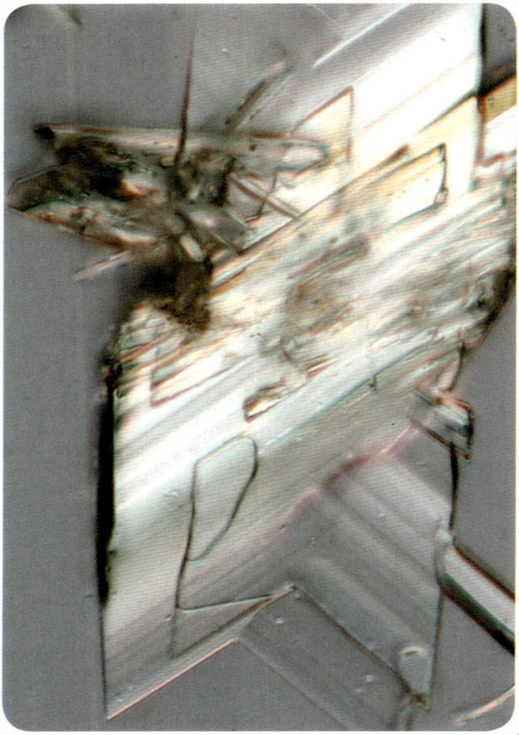

Prinzip
Abgrenzung und Öffnung

Seele-Körper-Muster

Abgrenzung

Die Abgrenzung ist gestört, sie findet nach außen und innen statt. Als Resultat entstehen Stauungen wie Rheuma und arthrotische, säurelastige Gelenkbeschwerden und Bezüge zu Autoimmungeschehen.

Kälte und Wärme des Lebens

Der Sulfuranteil zeigt uns wieder die Zusammenhänge zum Stoffwechsel, zur fehlenden Bereitschaft, Dinge loszulassen, zu verarbeiten und zu bearbeiten. Ablagerungen körperlicher und seelischer Form blockieren den Menschen. Sie machen ihn langsam und zeigen uns einen nach außen kalten Menschen. Er friert, weil er die Wärme des Lebens nicht in sich aufnimmt und nicht zirkulieren lässt.

Kaltes, feuchtes Wetter ist ein Indikator für die Verschlimmerung der Beschwerden. Wärme und Reibung unterstützen dagegen die Heilung. Allerdings ist der Mensch schwer zu mobilisieren, obwohl er weiß, dass die Bewegung guttut. Zu viel Gefühl schreckt ihn ab, obwohl er oft an einer Stelle besonders sensibel ist, wie beispielsweise Menschen, die sich hingebungsvoll um Tiere kümmern, aber wenige Freundschaften mit Mitmenschen haben. Hinter dieser Form der Hilfeleistung steht dann auch das Eigene zurück, sodass die Autoimmungeschehen (Aggression und Gegenwehr gegen sich selbst) deutlich werden. Gegen sich selbst wenden, sich nicht sehen oder beachten wollen – das ist der innere Konflikt, der auch zu Allergien führt.

Verspannungen sind körperliche und seelische Anzeichen für den Mangel an Calcium sulfuricum und können bereits kurz nach der Einnahme der Nr. 12 Linderung erfahren. Die „Fließfähigkeit" des Menschen ist in allen Bereichen blockiert, dafür fließt die Nase beim Heuschnupfen umso mehr.

12

Verhärtung

Die Fähigkeit, Wasser aufzunehmen, lässt Gips zum perfekten Baustoff werden, da er das Wasser unter Trocknungs- und Brennungsprozessen wieder abgibt. Die Übertragung dieses Ablaufs entspricht exakt der Entstehung von kalkhaltigen Ablagerungen im Körper. Sieht der Mensch die Probleme, die er auf der seelisch-geistigen Ebene im Leben nicht lösen will, entsteht durch Stauung Austrocknung, welche dann Ablagerungen hinterlässt. Oder er verharrt im Zorn, was analog dem Brennen entspricht, das er spürt, und produziert dann Steine in Galle und Nieren. Neben den Eigenschaften, die zur Verhärtung führen, findet sich auch die Polarität, dass Schwaches gestärkt wird. Dies trifft auf substanzieller Ebene der Knochen und des Nervensystems zu.

Reinigung

So wie Nr. 12 Calcium sulfuricum den Menschen körperlich von Schlacken befreit, reinigt es ihn auch innerlich und baut falsche Einlagerungen (alte Muster) ab. Körperlich findet es Einsatz bei Vereiterungen und hilft, diese abzubauen. Dabei ist es wichtig, dass ein Ausgang nach draußen vorhanden ist (wie bei Nase und Bronchien). Übertragen auf die geistig-seelische Situation hilft die Nr. 12 dem Menschen, Dinge zu klären und zu verändern, wenn er sich diesem Wandel öffnet. Lassen wir die Gefühle zu, die mit dem Muster verbunden sind, können wir es erkennen und auflösen.

Angst

Allen körperlichen Beschwerden, die mit Spannungen und Ablagerungen zu tun haben, liegt oft Angst zugrunde: Angst um sich, um die eigene Gesundheit und oft Angst um andere. Im Zusammenleben werden die Menschen beherrschend, denn die Angst um den anderen zwingt sie zur Kontrolle und belastet sehr das Verhältnis zu anderen, zum Beispiel zwischen Eltern und Kind oder Partnern.

Ablagerung

„Wenn ich alles ablagere anstatt es zu äußern, bin ich im Frieden mit mir und der Welt.“ Ein Trugschluss, der in die seelische und körperliche Erkrankung führt. Gibt der Mensch sich und den anderen um ihn herum jedoch die Freiheit, nach den eigenen Wünschen zu handeln und dies vertrauensvoll anzunehmen, dann lösen sich alle Spannungen von selbst auf. Kein noch so gut gemeintes Opferverhalten kann für ihn von Vorteil sein. Alles Streben nach Harmonie muss im Positiven empfunden werden, sonst belastet es.

Dialog zur Klärung und Lösung

Fragen Sie sich selbst

- Wovor verschließe ich mich?
- Welcher Liebe will ich mich nicht öffnen und verlange doch nach ihr?

Neue Seelenwege

Es geht um das Vertrauen, dich zu öffnen. Die eigenen Gefühle zu erkennen, zuzulassen und ihnen Raum in deinem Leben zu geben. Lass den freien Fluss zu und vertraue, dass alles gut ist.

Wie bei allen Calcium-Typen liegt auch in dir die Polarität des Weichen und Harten, des Offenen und Verschlossenen. Der Sulfuranteil kann helfen, das Wärmende mehr zu sehen, zu leben und auch etwas Feuer zu suchen. Dies bringt dann Bewegung in dich und lässt die Wärme wieder fließen. Auch hier: Lass mit der Wärme die Liebe in dein Herz und deinen Körper, dann schmelzen Kälte und Starre von selbst.

Je offener und durchlässiger du wirst für die Liebe, desto mehr wirst du sie erfahren. Nutze deine Fähigkeit, dem Wandel des Lebens frei von Blockaden zu folgen.

Affirmation

Ich bin offen für die Liebe in allem.

Steinheilkunde

Gipsgruppe: In der Mineralogie entsprechen die Gipskristalle der Nr. 12 Calcium sulfuricum. Dazu gehören **Alabaster, Sandrose, Selenit** und **Marienglas**, die alle aus wasserhaltigem Calciumsulfat bestehen mit eingelagerten unterschiedlichen Spurenelementen.

Diese Gesteine sind geeignet, Blockaden aufzulösen und unsere Beweglichkeit, Kreativität und Vitalität zu stärken. Sie stabilisieren körperlich und seelisch. Besonders in schwierigen Lebenssituationen können sie helfen, die Kontrolle zu bewahren, sich der Situation zu stellen und sie mit Vertrauen zu durchleben.

Sandrose Sie beruhigt die Nerven und wirkt schlaffördernd.

Selenit, Alabaster Die Stärkung des vegetativen Nervensystems fördert Vitalität und Kreativität.

Anhydrit Die Besonderheit unter den Gipssteinen bildet dieser Stein, der ein wasserfreies Calciumsulfat ist. Da er selbst kein Wasser enthält, ist er geeignet, bei allen Prozessen zu unterstützen, die Wasser aus dem Körper heraustransportieren sollen, er regt Nieren und Wasserhaushalt an. Wie alle schwefelhaltigen Gesteine (Sulfide) ist er uns eine Hilfe, Unklares zu beseitigen, Verdecktes hervorzuholen und uns zu klarerem Bewusstsein zu verhelfen. Wenn Unsicherheit besteht, bringt er Schutz, Erdung und Sicherheit im täglichen Leben. Er hilft dabei, sich vertrauensvoll dem Leben zu öffnen, auch wenn man nicht weiß wohin der Weg führt. Der Stein wirkt stabilisierend bei psychischer Belastung.

Nr. 13 Kalium arsenicosum D12

13

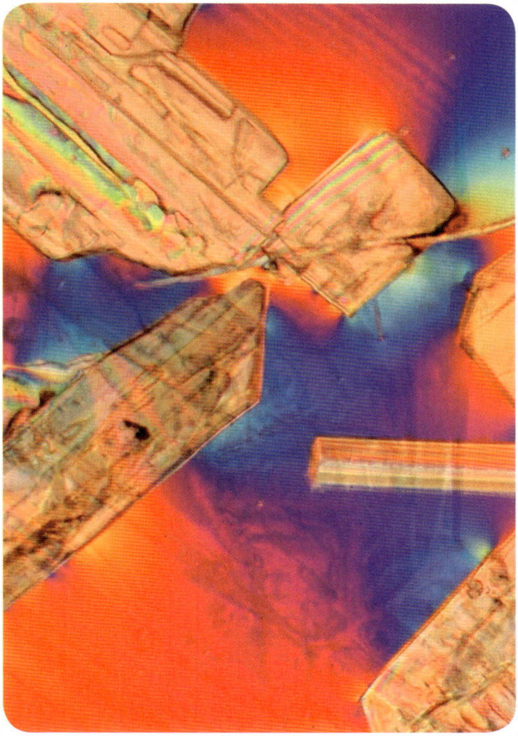

Prinzip
Licht und Wärme

Seele-Körper-Muster

13

Angst

Die allen Arsenmitteln typischen Ängste finden wir auch hier. Für den sonst eher zurückhaltenden Typ des Kaliums fällt dieser Umstand ungewöhnlich auf. Diese Menschen fürchten vor allem um ihr Herz und können schnell in Hysterie oder Panik verfallen.

Kälte und Wärme des Lebens

Dieser Mensch vermisst die Liebe und hat daher große Angst um sein Herz. Die Liebe von außen und von innen fehlt. Das Kälteempfinden ist hoch und es mangelt an Lebenswärme. Fröstelnd, konservativ und alten Konventionen folgend erscheint uns der Mensch im Mangel an Nr. 13 Kalium arsenicosum. Seinem Leben kann er wenig Fröhlichkeit abgewinnen. Im Rheinland sagt man: „Der geht zum Lachen in den Keller."

Die Menschen haben vergessen, die Liebe in ihr Herz zu lassen, sie sind in der Kindheit abgelehnt oder enttäuscht worden. Meist sind sie misstrauisch und schließen nicht schnell Freundschaft.

Verarbeiten

Körperlich sind die Schleimhäute des Verdauungstraktes oft betroffen, sowohl mit Magenbeschwerden als auch mit Durchfall und anderen Darmerkrankungen. Dieser Mensch verdaut das, was das Leben anbietet, nicht oder nicht gerne, wehrt sich gegen die Aufnahme und reagiert mit „Rauswurf". Ebenfalls häufig sind allergische Reaktionen und können die Abwehr gegen Dinge von innen und außen anzeigen.

Nr. 13 Kalium arsenicosum bereitet den Weg, sich zu öffnen, die Wärme zu spüren und Vertrauen ins Herz zu bekommen.

Dialog zur Klärung und Lösung

Fragen Sie sich selbst

- Warum habe ich Angst vor der Liebe?
- Gegen wen wehre ich mich?
- Warum kann ich nicht gut annehmen?

Neue Seelenwege

Öffne dein Herz für dich und andere und schütze es so vor Schäden. Pflege deinen Körper und deine Seele mit wärmenden Anwendungen, zum Beispiel mit warmen Ölen und Aromen, die die Durchblutung anregen.
Hülle dich in ein Duftschaumbad wie in die Wärme des Mutterleibes. Lerne, dein eigenes Feuer zu spüren und öffne dich dessen Farben Rot und feuriges Gelb.

Affirmation

Meine Liebe erwärmt mein Herz.

Mineralstoffe aus anderen natürlichen Vorkommen

Steinheilkunde

Sugilith Dieser Stein verfügt in seiner Zusammensetzung über eine Vielzahl an Mineralstoffen, jedoch sind Kalium und Arsen in den Reaktionen gut erkennbar, weshalb ich ihn als guten Begleitstein zur Nr. 13 sehe. Er fördert den klaren Umgang mit den eigenen Ängsten und erleichtert deren Bearbeitung. Kummer wird gelindert und die Harmonisierung der Nerven gefördert.

Nr. 14 Kalium bromatum D12

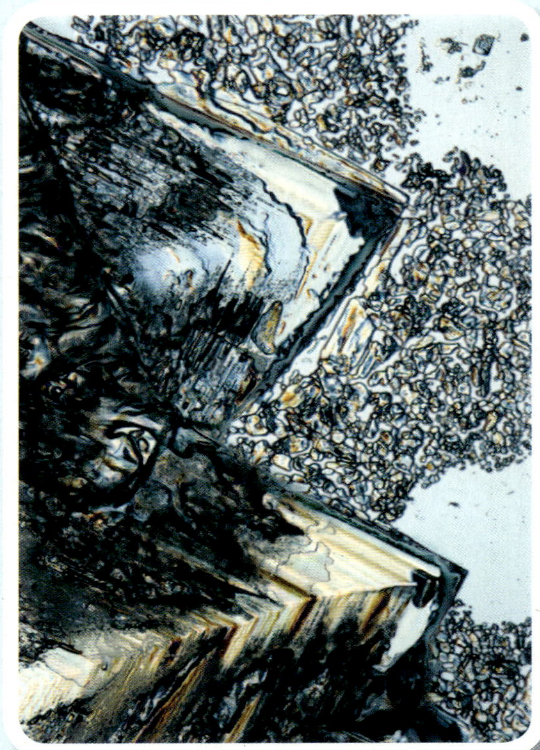

Prinzip
Ruhe und Freude

Seele-Körper-Muster

Die Störungen, die bei Mangel an Nr. 14 Kalium bromatum auftreten, stehen in Zusammenhang mit der Schilddrüse und dem Nervensystem. Es entsteht körperliche und geistig-seelische Unruhe, der Mensch findet keinen „stillen Ort“ in sich selbst. (Der stille Ort in uns ist der Platz, wohin man sich in sich selbst zurückzieht und wo man mit sich zufrieden ist.)

Im Kreise drehen

Wie bei der Henne und dem Ei, wo man nie weiß, was zuerst da war, so geht es dem Menschen mit diesem Mangel. War erst der fehlende Mineralstoff Auslöser für die Unruhe und dann konnten die Gedanken ihn nicht mehr loslassen, oder bewegten sich die Gedanken in einer endlosen Schleife und verbrauchten das körperliche Material?

Wir können Ursache und Wirkung nicht klar voneinander trennen. Je länger der Zustand für diesen Menschen anhält, desto mehr zermürbt ihn der nicht enden wollende Kreislauf. Seine Gedanken puschen die Unruhe und seine Unruhe setzt die Gedanken in Bewegung. Die Nr. 14 Kalium bromatum hilft, die Gedanken zu klären und ihnen wieder eine Richtung zu geben, die dem eigenen Wohlbefinden dient.

Flusen zupfen

Äußeres Merkmal des Mangels ist die Unfähigkeit, die Hände ruhig zu halten und die Zwanghaftigkeit, etwas zu tun. Gibt es nichts, was der Mensch im Außen machen kann, spielt er mit seinen Fingern, dreht und knetet diese, zupft an der Tischdecke, streicht seine Kleidung glatt oder sucht sich ein Spielzeug, das er in den Händen dreht, z. B. einen Kugelschreiber.

14

Tun und Nichttun

Der Mensch fühlt einen Zwang, immer etwas tun zu müssen, Hintergrund ist, dass er sich nicht mit sich selbst beschäftigen muss. Kindheitsmuster zeigen sich im Gefühl:

- Schuldgefühle, nicht genug zu tun,
- nicht genug zu sein,
- nicht die Programme der Eltern, später des Partners zu erfüllen.

Erfüllung suchen, die man bei den Eltern nicht gehabt hatte, ist für ihn die zweite Möglichkeit. Alles wird unter diesem unbewussten Aspekt betrieben und erzeugt eine unzufriedene Umtriebigkeit, die letztlich unerfüllt bleibt und Anlass zur Selbstbestrafung und oft unerklärlicher Niedergeschlagenheit gibt.

Eigene Erfahrungen

Nr. 14 Kalium bromatum ist vor allem bei Überfunktion der Schilddrüse mit gesteigertem Wachstum zur Regulierung geeignet. Bei allen Vergrößerungen, Zysten und Knoten wird es parallel zur Nr. 15 Kalium jodatum eingesetzt. Nach Teilentfernungen der Schilddrüse kann es zur Regeneration und Regulierung des Hormonhaushaltes eingesetzt werden. Aus persönlicher Erfahrung nach einer solchen Operation kann ich bestätigen, dass der Schilddrüse eine Eigenregulation möglich ist.
Bei Schlafstörungen und Kopfschmerzen durch Unruhe und Nervosität ist es ebenfalls hilfreich. Hier liefert Nr. 14 Kalium bromatum den Ausweg, es entkrampft und entspannt.

14

Dialog zur Klärung und Lösung

Fragen Sie sich selbst

- Wem bin ich nicht genug, wenn ich nichts tue oder nicht das Richtige tue?
- Was darf ich nicht sein oder nicht denken?

Neue Seelenwege

Die Entscheidung, was du tust, und der klare Wille, diesen Weg zu gehen, unterstützen den Wandel, kräftigen die Nerven und verhelfen zu innerer Ruhe. Sich entscheiden, sich Zeit nehmen und sich selbst so annehmen wie man ist, lässt dich die innere Ruhe finden.

Affirmation

Ich genieße meine Stille.

Mineralstoffe aus anderen natürlichen Vorkommen

Steinheilkunde

Jod- und Brommittel kommen in der Natur nicht direkt als Heilstein vor. Die mineralischen Grundstoffe finden wir im Meersalz und dem daraus entstandenen **Halit** (Steinsalz). Er eignet sich daher durchaus für die Unterstützung parallel zu den Schüßler-Salzen. Vor allem die Steinsalz-Lampen finde ich geeignet. Sie vermitteln nicht nur eine schöne Raumstimmung, sondern verbessern die Luft durch die Abgabe der negativen Salzionen, dienen damit direkt der Atemluft und verbessern unsere Laune.

Über Solebäder können wir unseren Körper und die Seele mit diesen Mineralien streicheln, sie machen die Haut schöner und klarer. Sie helfen uns dabei, körperlich und seelisch eine Reinigung zu vollziehen und uns von alten Mustern zu lösen.

Nr. 15 Kalium jodatum D12

15

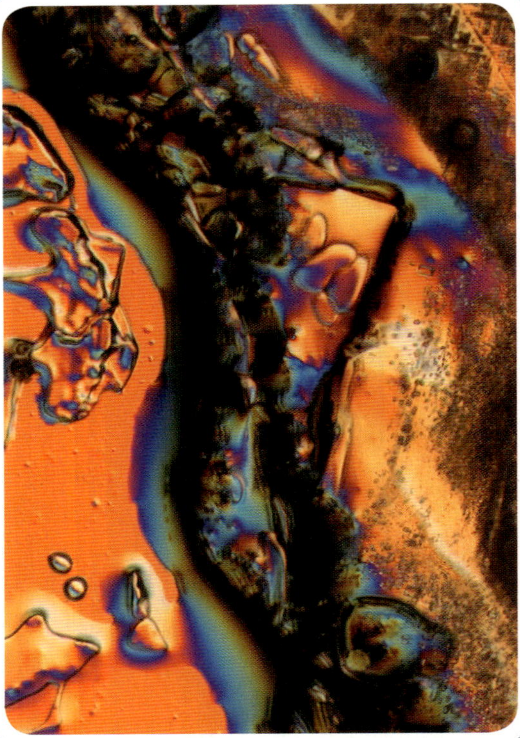

Prinzip
Entscheidungen treffen

Seele-Körper-Muster

Entscheidungen

Wie bei allen Mitteln, die Bezug zur Schilddrüse haben, spielt das Thema Entscheidungen und Beeinflussung eine Rolle. Der Gedanke, dass dem Menschen „die Hände gebunden sind", macht ihn unruhig und launisch. Er ist mit seinen Mitmenschen ungerecht und reagiert schnell reizbar.

Die Strecke zwischen Wut, Weinen und Lachen ist kurz und anstrengend. Häufig bestehen Hoch- und Tiefsituationen, die einen manischen Charakter zeigen können, der jedoch nicht vorhanden ist. Ebenso häufig sind Trauersituationen, die keinen tatsächlichen Anlass zeigen und durch kleinste Ereignisse ausgelöst werden, welche sonst völlig normal behandelt werden.

Erwartungen

Im Hintergrund können die Eltern stehen, die dem Kind schon früh ein bestimmtes Verhalten oder Leistung abgefordert haben. Daraus kann eine Zweigleisigkeit im eigenen Verhalten entstehen. Der Mensch im Defizit von Nr. 15 Kalium jodatum sieht sich Bergen von Erwartungen gegenüber: zu Hause, in der Schule, im Beruf, in der Partnerschaft und überall in der Gesellschaft. Einerseits versucht er, diesem gedachten Verlangen gerecht zu werden und überfordert sich damit vollständig. Er ist ständig hin und her gerissen und kann keinen Ruhepol mehr finden. Dies wirkt rein körperlich über die Schulterpartie (sich zu viel aufladen) mit Einengung des Parasympathikus auch auf Wirbelsäule, Herz und Schilddrüse. Andererseits sieht er sich unberechtigten Anforderungen gegenüber und wird übellaunig, da die anderen ja unberechtigt Kritik an ihm üben. In diesem Fall kann er sehr reizbar reagieren und ist seinem Umfeld gegenüber ungerecht und auch kritiksüchtig.

Hat er das Gefühl, die gestellten Erwartungen nicht erfüllen zu können, hält er sich auch oft für unfähig. Dies wiederum löst

15

Selbstmitleid aus und kann zu weinerlichem und depressivem Verhalten führen.

Gefühlsstürme

Mit steigendem Mangel ist der Mensch mehr und mehr emotional labil und neigt auch bei leichtesten Störungen in der Kommunikation mit der Umwelt zum Weinen oder rastet regelrecht aus, wird ausfallend und ist schnell beleidigt. Weinen und Traurigkeit tritt aus heiterem Himmel auf und ist nicht erklärbar.

Das Spannungsfeld liegt im eigenen Unglauben, Einfluss auf die Dinge zu haben.

Eigene Erfahrungen

Wie auch bei Nr. 14 Kalium bromatum beschrieben, habe ich mit diesem Thema in jungen Jahren durch eine Schilddrüsenoperation Erfahrungen sammeln können. Alle Unruhe und Störungen verschwanden erst, nachdem ich die Schüßler-Salze kennengelernt und angewendet hatte.

Zur Grundstabilisierung des Hormonhaushaltes setzte ich über Jahre die Grundsalze Nr. 4 Kalium chloratum und Nr. 7 Magnesium phosphoricum ein. Dazu verhalfen mir die Nr. 14 Kalium bromatum und Nr. 15 Kalium jodatum, meine seelische und körperliche Stabilität zurückzugewinnen. Die im Zuge der Erkrankung entstandene Unruhe und psychische Labilität verschwanden und ich kehrte zu meinem von Natur aus ruhigen und ausgeglichenen inneren Zustand zurück.

Seit die Regulation im Normalbereich liegt, habe ich festgestellt, dass ich bei einem sporadischen Bedarf an Nr. 15 Kalium jodatum großen Appetit auf Seefisch bekomme. Lutsche ich dann eine Pastille Nr. 15, ist er weg. Doch manchmal ziehe ich einen leckeren Fisch vor, denn ich esse gern und mit Genuss. Damit ist dann der Jodbedarf ebenso gedeckt.

Dialog zur Klärung und Lösung

Fragen Sie sich selbst

- Wessen Erwartung erfülle ich nicht?
- Was kann ich nicht annehmen?
- Welche Erlaubnis versage ich mir?

15

Neue Seelenwege

Begibst du dich mehr zu dir selbst und hörst auf dein Inneres, löst sich die Spannung auf. Alle meditativen Übungen helfen hier, dich zu zentrieren und die eigenen Fragen zu beantworten.
Entscheide dich für dich selbst und handle für dich selbst. Das ist kein Egoismus, sondern gesundes Verhalten in der Selbstliebe. Du hast die Kraft und die Erlaubnis, deinen Einfluss selbst zu wählen. Hege keine Erwartungen, sondern sage, was du willst. Das Leben ist voller Farbe, nutze sie für die Zeiten der Ruhe und der Aktivität, um deine eigenen Farben zu finden und damit dein Lebensbild zu malen.

Affirmation

Ich entscheide für mich.

Mineralstoffe aus anderen natürlichen Vorkommen

Steinheilkunde

Siehe bei Nr. 14 Kalium bromatum.

Nr. 16 Lithium chloratum D12

16

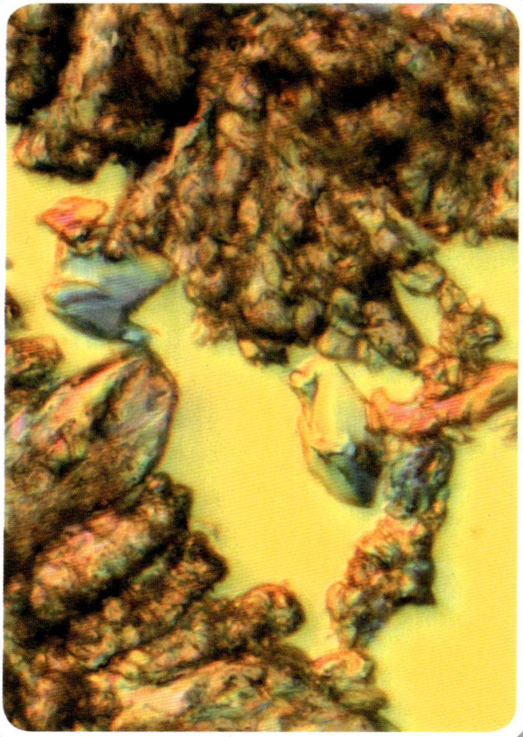

Prinzip
Von der Starre in die Lösung

Seele-Körper-Muster

Vorwärtsgehen

Körperlich leistet Lithium chloratum wertvolle Hilfe bei Ablagerungen in den Gelenken und bei Herzbeschwerden. Bei Arthrose der Hüfte und der kleinen Gelenke wirkt der auflösende und Ablagerungen sprengende Effekt dieses Mineralsalzes.

Die Hüfte steht im Leben für die Themen des Vorwärtsgehens und macht Beschwerden, wenn der Mensch kein Vertrauen in seine Zukunft hat. Zweifelt er und hat Angst, wie es weitergeht, dann macht sich die innere Verzögerungen durch Starre und Schmerzen bemerkbar. Er wird langsamer und kommt praktisch nicht mehr von der Stelle. Der Mensch braucht einen Stock, da er glaubt, nicht mehr ohne Stütze sein Leben schaffen zu können.

Vorwärtsdenken

Arthroseknoten in den kleinen Gelenken der Finger zeigen sich fast immer im mittleren und oberen Fingergelenk. Schauen wir nach der Bedeutung, finden wir im Mittelgelenk den Bezug zur Umsetzung der emotionalen Dinge in unserem Leben. Sind dort die Knoten, lebt der Mensch zu sehr im Kopf und lässt die Gefühle „nicht nach oben durch". Er weigert sich, seine Gefühle zuzulassen, und glaubt, diese weder zeigen noch leben zu dürfen.

Vorwärtsleben

Gehen wir noch einen Schritt weiter, dann schneidet sich der Mensch über die Emotionen auch deren seelisch-geistige Verarbeitung ab, die sich in den oberen Phalangen der Finger ausdrückt. Zeigt vor allem der Mittelfinger Knoten, will er für sein Leben und seine Gefühle nicht die Verantwortung übernehmen. Befinden sich die Knoten am Ringfinger, will er die Gefühle in der Partnerschaft nicht leben. Diese Menschen neigen zu Machtkämpfen in einer Beziehung und beherrschen statt zu lieben.

Lieben müssen wir immer erst uns selbst! Dazu gehört es, die eigenen Gefühle zu spüren, sie sich zu erlauben und sie auch nach außen zu transportieren.

Hoffnungslosigkeit

Angst, es alleine nicht zu schaffen, lässt den Menschen Einsamkeit empfinden und sich weinend ins Selbstmitleid zu stürzen – das vor allem des Nachts. Die sich entwickelnde Hoffnungslosigkeit macht die Gefäße eng und wird mit der Zeit das Herz belasten. Seelische Belastung führen zu Flattern, Zittern und Engeschmerz im Herzen sowie zu einem einengenden Gefühl im Brustraum, das rheumatischen Muskelschmerzen ähnelt.

16

Nr. 16 Lithium chloratum stärkt den Menschen, damit er mit seelischen Belastungen besser umgehen kann. Er kann das Alleinsein annehmen und setzt es nicht mit Einsamkeit gleich. In diesem Zusammenhang ist die Bearbeitung von Kindheitsthemen wie Verlusten und Trennungstrauma sinnvoll; sie können durch die Gabe von Nr. 16 leichter aufgelöst werden.

Geben und Nehmen

Außer bei den Knochen sind bei vielen Menschen mit Lithiummangel auch Steifheit der Muskeln und deren rheumatische Beschwerden zu beobachten. Den eigenen Lebensweg nicht zuzulassen führt immer zu Stauungen, was bei vielen Mangelsituationen von Mineralien festzustellen ist.

Zur Nr. 16 Lithium chloratum führen uns Hinweise bei den Beschwerden: Diese werden besser, wenn die betreffende Person etwas isst oder nach dem Urinlassen. Seelisch bedeutet die Besserung: Wenn sich jemand um mich kümmert, mir etwas Gutes tut, ist alles gut. Doch die Lösung kann nie wirklich von außen kommen: Gibt sich der Mensch selbst die nötige Zuneigung und Aufmerksamkeit, muss er nicht durch Essen und andere Sucht nach Zuwendung kompensieren.

Hilfreich ist, etwas abzugeben, indem der Mensch sich von einengenden Dingen und Handlungsweisen trennt, und die Gefühle nach außen zu transportieren. Nichts abspeichern sowie Druck und Gefühle abbauen – dies hilft ihm dabei, nicht in den inneren Rückzug und in die Depression (Unterdrückung) zu gehen.

Demut

Ein paar unserer kölschen 10 Gebote zeigen den Weg: „Et kütt wie et kütt" und „et es noch emer jood jegange" (es kommt, wie es kommt und es ist noch immer gut gegangen).

16

Demut bedeutet für mich: das Leben so zu nehmen, wie es kommt und im festen Wissen zu bleiben, dass es richtig ist. Nicht das Unterwerfen unter den Willen eines anderen, sondern mich vor dem Schicksal, das ich nicht erfassen kann, zu verneigen und mich seiner Größe ohne Groll zu unterstellen.

Lebt der Mensch nicht nach diesem Prinzip, folgen meist Kniebeschwerden. Er beugt sich nicht mehr!

Für mich gehört zur Demut auch, das Knie in Dankbarkeit zu beugen vor all dem Schönen, das mir das Leben schenkt.

Depression

Bereits Ende des 19. Jahrhunderts wurde die positive Wirkung von Lithium bei schwermütigen Patienten festgestellt. Heute wird es in der schulmedizinischen Behandlung bei manisch-depressiven Erkrankungen eingesetzt. Diese Behandlung kann nicht 1:1 mit der unseres Ergänzungssalzes Nr. 16 Lithium chloratum verglichen werden. Doch kann die Nr. 16 in der begleitenden Behandlung psychisch belasteter Menschen wertvolle Hilfe leisten und sollte vor allem am Beginn depressiver Zustände eingesetzt werden, um sowohl für Körper wie Seele die Rückkehr ins gesunde Leben zu unterstützen.

Mit Begleitung eines erfahrenen Schüßler-Therapeuten ist es möglich, die Behandlung mit Antidepressiva durch Mineralstoffe und naturheilkundliche Medikamente zu ergänzen. Unter günstigen Umständen lässt sich eine Reduzierung der chemischen

Präparate oder deren Ausschleichung erreichen. Dies bedarf der ganzheitlichen Beurteilung der Patientensituation durch einen Therapeuten und darf keinesfalls im Alleingang versucht werden.

Eigene Erfahrungen

Für mich wird die Diagnose Depression heute vorschnell getroffen, dies sowohl vom Patienten selbst als auch von den Therapeuten. Wie Sie bei den verschiedenen Mineralstoffen gelesen haben, gibt es unterschiedliche Ausprägungen einer depressiven Situation. Wird dies berücksichtigt, können wir vermutlich mehr als 50% der Erkrankungen lindern oder beseitigen.

Meiner Erfahrung nach kennzeichnet sich die Depression oft durch schlechte Laune und die Unlust des Menschen, für sein eigenes Leben Verantwortung zu übernehmen. Wir sehen zu schnell die „Krankheit", und die Diagnose entbindet uns davon, selber etwas tun zu können.

Brutal aber wahr: Für mich ist der Tritt in den eigenen A… oft das beste Heilmittel; dazu passend das Heilmittel zum Schmunzeln: Manchmal ist nach einigen Sitzungen auch die Rechnung heilsam. Dies vor allem in dem Sinne, dass wir es uns wert sind, etwas für uns zu tun, und das darf dann auch Geld kosten. (Wobei ich gestehen muss, dass es auch Therapeuten gibt, da würde mich der Stundensatz schon heilen. Vielleicht muss ich hier noch an meiner Wertigkeit arbeiten – d.h. prüfen, welches Salz dazu passt.)

Dialog zur Klärung und Lösung

Fragen Sie sich selbst

- Wo fehlt mir das Vertrauen?
- Was bin ich mir wert?
- Was oder wen will ich nicht annehmen?

Neue Seelenwege

Dem eigenen Lebensweg vertrauen macht offen und ruhig für das, was dir das Leben bietet. Öffne dich deinen Gefühlen und spüre, was du wirklich willst, und lebe sie. Sieh dich als Clown, der vertrauensvoll die Bälle jongliert, mal einen Ball fallen lässt und doch wieder weitermacht. Balanciere auf dem Grat und wisse dich gehalten von unsichtbaren Fäden.

Affirmation

Ich vertraue mir und meinem Weg.

16

Mineralstoffe aus anderen natürlichen Vorkommen

Edelsteinkunde

Lithium kommt in sehr vielen Steinen vor. Im Folgenden erwähne ich einige mit höherem Gehalt:

Hiddenit Er lehrt uns, das Leben und seine Unabänderlichkeit anzunehmen, ohne die eigenen Gefühle zu verleugnen, und unsere Wünsche und Ziele nicht aus den Augen zu verlieren. Die Bereitschaft, Entscheidungen zu treffen, wird gefördert, er bessert die seelische Verfassung und stärkt die Selbstachtung.

Kunzit (Lithium-Amethyst) Dieser Heilstein fördert das Einfühlungsvermögen und wirkt stimmungsaufhellend. Er unterstützt uns bei der Annahme des Seins, wie es ist, und lehrt uns so die Demut, das Leben immer als richtig anzusehen, mit Hingabe sich einer Aufgabe zu widmen und sowohl innere wie äußere Widerstände im Vertrauen hinter sich zu lassen.

Rauchquarz Wirkt stresslindernd und emotional aufhellend.

Heilpflanzen

Holunder, Mariendistel, Iris germanica, Weinraute.

Nr. 17 Manganum sulfuricum D12

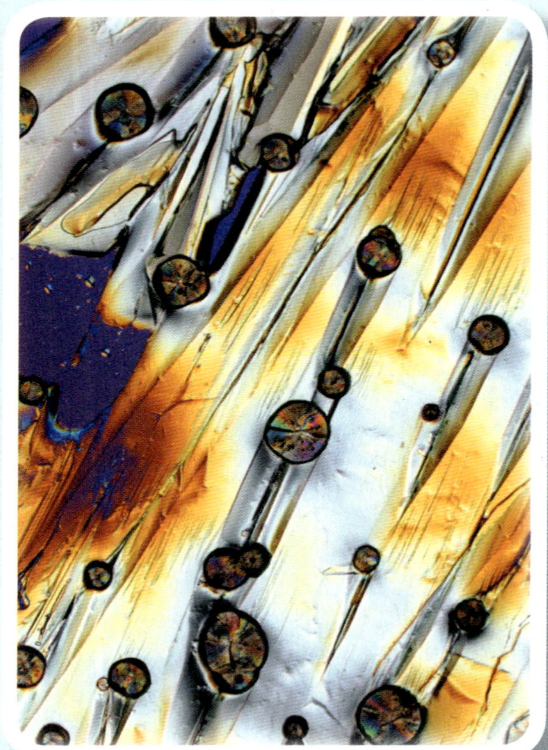

17

Prinzip
Kraft in der Ruhe

Seele-Körper-Muster

Auf der körperlichen Seite ist Nr. 17 Manganum sulfuricum wesentlich als Cofaktor an enzymatischen Vorgängen beteiligt, es begünstigt das Knochenwachstum sowie die Bildung der Fortpflanzungsorgane. Vergleichbar finden wir seine Wirkung auf der seelisch-geistigen Ebene.

Stabilisierung

Im Mangelzustand kennzeichnen Schwäche und Müdigkeit den Menschen, der sich am liebsten hinlegt und seine Ruhe haben will. Fehlt in den Knochen die Kraft, „aufrecht" zu bleiben, und beugt sich der Mensch dem Leben, statt ihm ins Auge zu schauen, dann hilft Nr. 17 Manganum sulfuricum. Es stärkt Kinder im Wachstum und hilft bei allen Erkrankungen des Bewegungsapparates. Ist der Mensch in sich stark, kann er im Leben bestehen, kann den Dingen seinen Stempel aufdrücken und zielstrebig zum Erfolg gehen. Nerven und Gleichgewicht werden ebenso gestärkt und der Mensch erfährt sich wieder in der Stabilität zu wissen, wohin sein Weg führt. Er schwankt nicht, sondern geht mit eiserner Kraft und bleibt dennoch flexibel.

Verarbeitung

Nr. 17 Manganum sulfuricum verleiht körperliche und seelische Kraft, sich wieder mit sich und dem Leben auseinanderzusetzen. Wie im Körperlichen ist dieses Mineralsalz auch im Seelischen Katalysator. Es hilft, das Für und Wider abzuschätzen, den richtigen Cofaktor auszuwählen und einzusetzen, um die eigenen Ziele zu erreichen. Je klarer er sich selbst analysiert und die Einzelfaktoren seines Fühlens und Handelns bestimmt, desto klarer wird sein Leben, und er geht mit großem Mut und gleichzeitiger Gelassenheit voran.

Der Zusammenhang mit der Leber kommt hier mit dem sulfurischen Anteil doppelt zur Geltung. Je mehr der Mensch seine Leber von negativen Gefühlen befreit, desto fröhlicher und gelassener ist seine Psyche. Die Entscheidungsfähigkeit wird von der Nr. 17 wie von allen für die Leber wichtigen Schüßler-Salzen unterstützt und gestärkt.

Entspannung und vorwärtsgehen

Die Entspannung, die Nr. 17 Manganum sulfuricum bei körperlichen Stauungen bringt, zeigt sich seelisch in der Ruhe, mit der der Mensch im gut versorgten Zustand auch schwierige Zeiten meistert. In der körperlichen Anstrengung liefert Mangan einen „Schub“ an Sauerstoff und Kraft, sodass ich es gern als „positives Doping“ bei Sport anwende. Ebenso stärkt es die innere Energie, schwierige Zeiten gut zu überstehen. In dieser Ruhe der Kraft kann man sich Zeit lassen zu entscheiden, was richtig ist.

Die Nr. 17 ist bei manisch-depressiven Zuständen von Vorteil, da es beide Pole regulieren hilft. Die Energie trägt dazu bei, aus der Tiefe herauszukommen, und gleichzeitig bewahrt sie davor, zu hoch zu fliegen. Die inneren Pole finden einen Ausgleich in sich selbst.

Allgemein depressive Stimmungen werden ausgeglichen und übermäßige nervliche Erregung beruhigt.

Ordnung und Gedächtnis

Positive Erfahrungen werden bei Gedächtnisschwächen sowie Vergesslichkeit gemacht und zeigen, dass nicht nur der Kopf beteiligt ist, wenn solche Symptome auftreten. Seelisch und geistig entstehen im Mangel Ungleichgewichte, die es dem Menschen schwer machen, alles zu sortieren und daher den konkreten Ablauf nicht mehr korrekt abzuspeichern.

Verteidigung

Die Stabilisierung des Immunsystems und die Unterstützung beim Aufbau der Blutkörperchen sind Aufgaben von Nr. 17 Manganum sulfuricum. Als Teil der Eisengruppe bei den Metallen liefert es die „Verstärkung der Verteidigungstruppen“ gegen Infektionen und Angriffe von außen. Das Mineralsalz stählt körperlich und seelisch vor der Auseinandersetzung mit der Umwelt. Wie der Schutzschild der alten Rüstungen bewahrt es den Menschen vor Schäden und lässt durch den Panzer nur durch, was ihm dient.

Eigene Erfahrungen

Ich nutze Nr. 17 Manganum sulfuricum regelmäßig als Kraftpaket, da ich dazu neige, mir und meinem Körper meist die Turboversion des Lebens abzuverlangen (siehe auch bei Nr. 3). Im Wechsel mit Nr. 19 Cuprum arsenicosum, dem Kupfer, stärke und entspanne ich meinen inneren und äußeren Haushalt, indem ich beide Salze ca. zweimal pro Woche mit 2 x 3 Stück einsetze.

Die Nr. 17 half mir außerdem bei der Verarbeitung von Gefühlen und deren Auflösung nach ihrer „Steinwerdung" in der Galle.

Dialog zur Klärung und Lösung

Fragen Sie sich selbst

- Wie nutze ich meine Kraft?
- Wo und warum neige ich zu Übertreibung?

Neue Seelenwege

Verbinde dich durch Sport und Meditation mit deiner inneren Kraft. Lerne sie zu spüren und zu lenken, sie steht dir ohne Begrenzung zur Verfügung. Sei dir gewiss, dass es ein inneres Reservoir gibt, das sich bei guter Lebensweise und guter Laune stets von selbst füllt.

Affirmation

Ich lebe meine Kraft in der Gelassenheit.

Mineralstoffe aus anderen natürlichen Vorkommen

Steinheilkunde

Mangan ist ein sehr häufig vorkommendes Metall und daher auch in vielen Steinkombinationen vertreten. Dort ist es meist wie Eisen an der Farbgebung beteiligt und kommt auch häufig in der Kombination mit Eisen vor.

Purpurit Allein die vom Mangan verursachte violette Farbe macht schon lebendig. Er hilft gegen Müdigkeit und Niedergeschlagenheit, in schwierigen Lebenslagen die richtige Lösung zu finden und die eigene Situation richtig zu erkennen.

17

Staurolith Fördert Wandlung und Veränderung und stärkt die Kraft dazu, den Weg zu gehen.

Nr. 18 Calcium sulfid D12

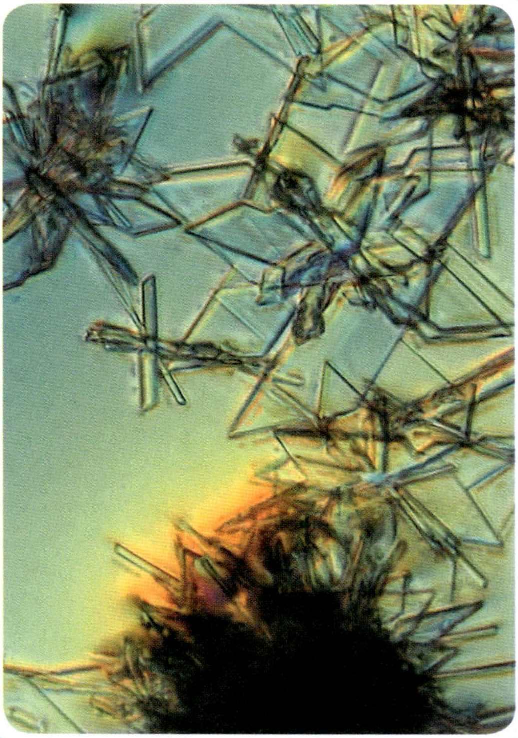

18

Prinzip
Erkennen und lösen

Seele-Körper-Muster

Einseitigkeit

Nr. 18 Calcium sulfid ist ein nur in alkalischen Körpersäften lösbarer Stoff und elementar am organischen Stoffwechsel des Körpers beteiligt. Fehlt er, kann Nahrung nicht mehr adäquat verarbeitet werden, und trotz reichlichem Essen kommt es zu fortschreitender Reduzierung und Ermüdung des Menschen. Dieser einseitige Verbrauch im Stoffwechsel führt zur Übersäuerung des Organismus und Überlastung von Leber und Bauchspeicheldrüse. Der Körper scheidet lebenswichtige Stoffe aus mit der Folge, dass der Organismus immer mehr geschädigt wird.

18

Seelisch finden wir hier die Überlastung, Ärger und Stress. Die andauernde psychische Unterdrückung der eigenen Wünsche macht den Menschen mürbe und bricht seine Widerstandskraft.

Mit Hilfe von Nr. 18 Calcium sulfid lernt er wieder, sich selbst in all seinen Facetten zu sehen, diese zu berücksichtigen und sich von unpassenden Mustern zu lösen. Der Weg über ungesunde Ernährung, zu viel Alkohol, Rauchen und andere Suchtstoffe führt den Menschen tiefer in die Problematik und weg von der gesunden Verarbeitung sowohl der Lebenssituationen als auch der Nahrung.

Annahme

Damit der Körper die für sein Fortbestehen notwendigen Stoffe verarbeiten kann, muss der Mensch die Nahrung aufnehmen. Tut er das nicht, entsteht Mangel an Leben und er wird Erkrankungen produzieren, z. B. beim Darm, der wichtig ist für die Aufnahme von essenziellen Grundstoffen.

Ebenso muss der Mensch seiner Seele erlauben, die Gefühle, mit denen er auf die Umwelt reagiert, aufzunehmen, wahrzunehmen und zu bearbeiten. Daraus kann er seine Reaktion entwickeln und diese an das Umfeld wieder abgeben. Sperrt er sich diesem Prozess, lässt keine Zufuhr zu, dann wird er keine neue Kraft daraus aufbauen und keinen wechselseitigen Kontakt herstellen.

Abgabe

Was gibt der Mensch ab? Warum gibt er so viel ab? Gibt er, um geliebt zu werden? Reduziert er sich, um leisten zu können, was von ihm erwartet wird? Der Mensch muss nichts leisten. Zu sagen „ich bin gut, so wie ich bin“ – das ist ein Teil der Lösung.

Körperlich finden sich die Themen von Annahme und Abgabe bei den Symptomen der rheumatischen Erkrankungen.

Abgrenzung

Sperrt der Mensch sich gegen die guten Dinge des Lebens, schadet er dem Körper, er entwickelt zum Beispiel den Diabetes Mellitus, da er die Süße des Lebens nicht aufnehmen und sich zu eigen machen kann oder will. Nach außen signalisiert er die Distanz durch Hautleiden, oft mit schlechter Heilungstendenz. Das Thema Abgabe spielt auch hier eine Rolle, denn diese Hautleiden sind von Zerfall begleitet und geben unschöne Absonderungen ab. Produziert der Mensch „unschöne Gedanken und Gefühle“, können sie in ihm seelische und körperliche Gärung erzeugen, die dann ihre Abfallstoffe über Darm oder Haut ausscheidet.

„Sich berühren lassen“ wird so vermieden und der Mensch muss sich nicht mit den möglichen Gefühlen beschäftigen. Sich die Gefühle und Liebe nicht gönnen ist ein Prozess, der hier eine Grundlage sein kann. Seine unbewussten Gedanken sind: Bin ich gut genug, alles zu bekommen, was ich brauche? Liebe annehmen zu sich selbst und auch von anderen ist der Weg in die Lösung.

Dialog zur Klärung und Lösung

Fragen Sie sich selbst

- Wen oder was halte ich mir vom Leib?
- Was gönne ich mir nicht?
- Was darf ich nicht behalten?

Neue Seelenwege

Annehmen und bewahren, speichern und davon leben sind die Devise. Positives nehmen und geben mehrt Leben, Freude und Liebe in dir und du kannst sie nur dann mit anderen teilen. Die Dinge loslassen, die dir nicht guttun, setzt neue Kraft in Bewegung.

Affirmation

In bin im Gleichgewicht von Geben und Nehmen.

Mineralstoffe aus anderen natürlichen Vorkommen

18

Steinheilkunde

Auch wenn es eine Reihe von Steinen aus der Sulfidklasse gibt, finden wir die Kombination, die zur Nr. 18 Calcium sulfid passen kann, nur selten.

Pop-Rocks Lassen wir uns hier nicht von esoterischen Bezeichnungen ablenken, finden wir ein Gestein der Eisensulfide, die auch über eine Reihe anderer Mineralverbindungen verfügen. Neben der körperlichen Belebung helfen sie, vor allem seelische Muster bewusst zu machen sowie die Lösung bei sich selbst zu suchen und zu finden.

Nr. 19 Cuprum arsenicosum D12

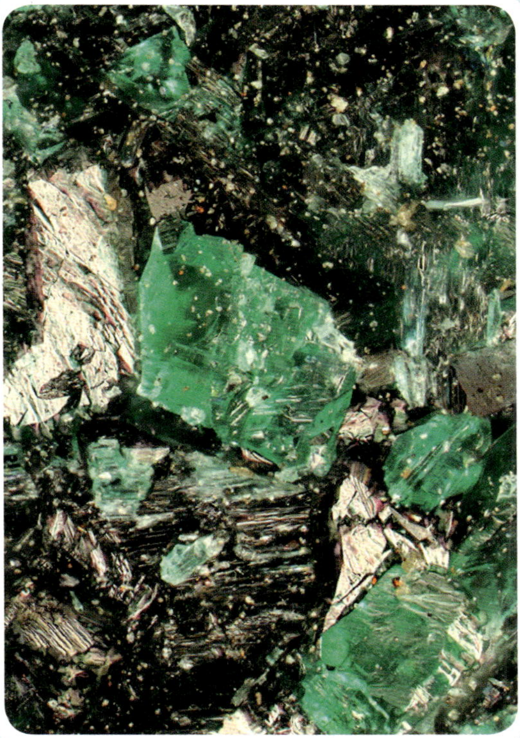

19

Prinzip
Kontrolle und Vertrauen

Cuprum ist in verschiedenen Salzformen im Körper vorhanden und in beständiger Verwendung. Die Grundthemen der Kupfer enthaltenden Mittel sind sehr ähnlich und ergänzen sich bei der Nr. 19 mit der Wirkung des Arsens.

Seele-Körper-Muster

Unterdrückung und Kontrolle

Beim Mangelzustand an Nr. 19 Cuprum arsenicosum entstehen Ängste und Schwäche. Der fehlende Arsenanteil zeigt sich darin, dass die Beschwerden nahezu immer von Spasmen und Konvulsionen (Schüttelkrämpfen) begleitet werden. „Gefühle zeigen heißt Schwäche zeigen“ ist das falsche Credo. Die von Natur aus intensiven Gefühle des Cuprum-Menschen werden wenig nach außen transportiert, er beherrscht sich und zeigt ein verschlossenes, distanziertes Verhalten. Den brodelnden Vulkan kann er jedoch nicht immer unter Kontrolle halten, daher zeigen sich die Ausbrüche in Form von Spasmen und Krämpfen im gesamten Körper. Die Spasmen sind die einzig mögliche Form der Entladung, sie bringen die nicht geäußerten Gefühle und Spannungen nach außen.

19

Je nach Ausprägung des Themas zeigen sie sich mehr in der Muskulatur oder den Bauchorganen. Die Rigidität nimmt im Kreislauf zwischen Mangel und seinem nicht erfolgten Ausdruck zu und kann letztlich bis zur völligen Verschließung des Menschen nach außen hin führen. Der Mensch erscheint stumpfsinnig und reduziert, letztlich lebt er außerhalb seiner emotionalen auch geistigen Fähigkeiten.

Nr. 19 Cuprum arsenicosum hilft, die Gefühle in ausgewogener Form zuzulassen und zu zeigen.

Kopf und Bauch

Bezüglich der geistigen Fähigkeiten stärkt die Nr. 19 die Konzentration, hilft bei Vergesslichkeit und fördert allgemein die Gehirnfunktion. Dies ist in der Verbindung des klaren Denkens mit der Intuition des Bauchhirns hilfreich und unterstützt den Menschen darin, die für ihn richtigen Entscheidungen zu treffen.

Reizungen

Die ständige Überlastung des Nervensystems macht sich in Erregungs- und Schlafstörungen bemerkbar. Insgesamt werden körperlich alle Organe und Gefäße betroffen, neben Unruhe und Schwäche treten Beschwerden durch Verkrampfungen und Erschlaffungen auf.

Diese Schwankungen zeigt auch die Psyche. Zeiten des aktiven und unermüdlichen Wirkens wechseln mit Zeiten der Unlust, des Sich-hängen-Lassens, der Reizbarkeit und des stumpfen Brütens.

Cofaktor

Die Verwendung von Nr. 19 Cuprum arsenicosum bei Enzymaktivitäten, bei der Sauerstoffverwertung und beim Zellwachstum zeigt seine grundlegende Bedeutung im Körper. Seelisch ist dies der Hinweis darauf, wie wichtig für den Menschen im Leben die Gemeinschaft ist. In der Zusammenarbeit und im Zusammenleben mit anderen zeigt er seine besonderen Fähigkeiten.

Im ausgeglichenen Zustand kann er in sozialer Form aktiv sein, beteiligt sich am Leben, seinem eigenen wie an dem seiner Mitmenschen. Er pflegt soziale Kontakte und setzt sich gern im Gespräch zusammen.

Anstrengung und Vertrauen

Kupfer als reines Metall oxidiert schnell und wird grün. Diese Farbe finden wir auch im Bereich der Mineralien als Merkmal für dessen Anwesenheit. Grün ist ebenso die Farbe der Heilung und der Natur. Daher hilft Nr. 19 Cuprum arsenicosum dem Menschen, wieder zu seiner eigenen Natur und den Selbstheilungskräften zurückzufinden und zu erkennen, dass das Leben auch ohne Anstrengung zu schaffen ist.

Liegt ein Mangel vor, muss der Mensch sich überall anstrengen und glaubt, nie ans Ziel zu kommen. Gleicht er den Mangel aus, wird das Leben leicht und mühelos. Nr. 19 ist daher ein gutes Mineralsalz bei Beschwerden der unteren Lendenwirbelsäule und bei Ischialgien. Dieser Bereich hat mit der „Schwere der Existenz“ zu tun, und Probleme treten bei finanziellen und sonstigen lebensbegrenzenden Themen auf. Hier finden wir oft auch Beschwerden, wenn Partnerschaften ihre Stabilität verlieren und der Mensch denkt, allein kann er alles nicht schaffen. Nimmt er dann die Nr. 19 Cuprum arsenicosum, entkrampfen sich Körper und Psyche, er kann wieder mit Mut, Vertrauen und Zuversicht seinen Lebensweg weitergehen.

Dialog zur Klärung und Lösung

Fragen Sie sich selbst

- Für wen oder was strenge ich mich an?
- Warum habe ich Angst, meine Gefühle zu zeigen?

19

Neue Seelenwege

Öffne dich den eigenen Bedürfnissen nach Ausdruck. Indem du dich dir selbst zuwendest, lernst du, dich anderen Menschen zuzuwenden und daran Vergnügen zu finden. Vertraue, dass dir alle Kraft zuteil wird, die du im Leben brauchst, ohne danach zu fragen.

Affirmation

Ich lebe entspannt und voller Vertrauen in meine Zukunft.

Mineralstoffe aus anderen natürlichen Vorkommen

Steinheilkunde

Das Metall Kupfer fördert uns dabei, Gefühle offen zu leben und emotionale Ausgeglichenheit zu erreichen.

Azurit und Azurit-Malachit Beide Steine sind Carbonate des Kupfers und zeigen viele Aspekte in der Wirkung wie die Nr. 19: Sie helfen, Gefühl und Verstand miteinander in Einklang zu bringen, entkrampfen Körper, Seele und Geist. Sie machen innere, krankmachende Konflikte bewusst und fördern den Kontaktwillen sowie das Interesse an der Umwelt.

Markasit ist eine Eisensulfidverbindung mit Kupfer und Arsen. Er hilft gegen zu viel Anpassung und Unterordnung (Arsen) und unterstützt dabei, ungelebte Gefühle und Wünsche zu erkennen, sie ans Licht zu holen, Veränderungen vorzunehmen und diese mit Zuversicht zu leben.

Nr. 20 Kalium aluminium sulfuricum D12

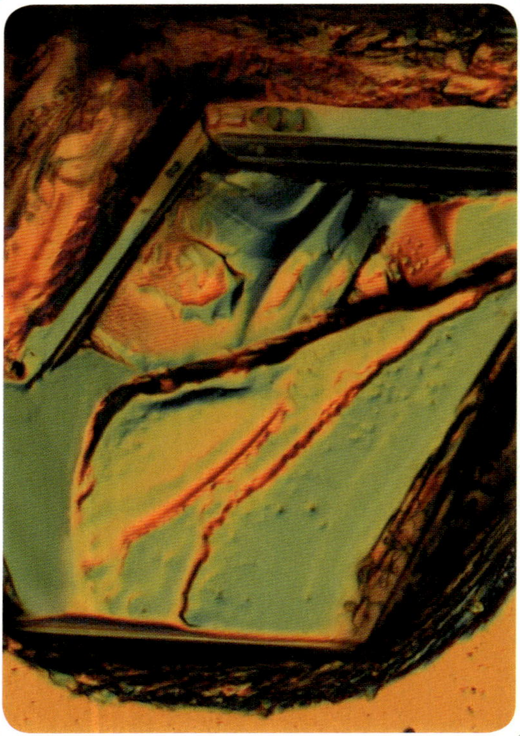

Prinzip
Austausch

Als Alaun ist diese Mineralstoffkombination mit ihrer Heilwirkung bereits seit dem Altertum bekannt und wurde bei Durchfallerkrankungen und rheumatischen Prozessen eingesetzt. In der Zelle ist die Nr. 20 für die Membranstabilität verantwortlich und entscheidet daher über Zu- wie Abgang von Stoffen und Wasser zwischen Zelle und Bindegewebe.

Seele-Körper-Muster

Trocken und kalt

Im Mangelzustand des Mineralstoffes Nr. 20 Kalium aluminium sulfuricum hat der Mensch trockene Haut und es fehlt ihm an Wärme. Kälte und Trockenheit sind auch Zeichen der seelischen Polaritäten, zwischen denen der Mensch sich bewegt. Dies wird unter anderem bei der Bindungsthematik in beiden Richtungen deutlich. Die Trockenheit zieht sich durch fast alle körperlichen Symptomatiken.

Ebenso ist der Mensch seelisch trocken und spröde, neigt zur Distanz anderen gegenüber und wird vor allem im Alter abweisend und griesgrämig. Die Neigung der Haut zu Juckreiz nimmt im Alter zu, was uns zeigt, dass der Mensch nicht aus seiner Haut kann, obwohl ihn sein eigenes Verhalten „juckt". Er verhält sich abweisend anderen gegenüber, ärgert sich aber über deren gleiche Art, was zu weiterem Rückzug führt.

Im Umgang mit Mitmenschen zeigt er keine Wärme, kann keine Herzlichkeit rüberbringen und ist selbst Kindern gegenüber nahezu herzlos. Diese Personen können auch die Freude anderer Menschen am Leben schlecht ertragen und haben meist an allem etwas auszusetzen.

Feucht und nass

Menschen in der Mangelsituation empfinden kaltes und nasses Wetter als Ursache für Verschlimmerungen ihrer Beschwerden. Die Feuchtigkeit im Mangel zeigt sich ebenso bei Durchfallerkrankungen, die mit gleichzeitiger Schwäche einhergehen.

Das „Nasse" zeigt sich in der psychischen Ebene darin, dass die Menschen im Mangelzustand gerne von anderen nehmen, selbst aber nicht viel abgeben wollen. Kritik gleitet wie Wasser an ihnen ab.

Versorgung

Sperrt der Mensch durch seine Blockaden die Versorgung der Zelle ab, dann wirkt sich dies körperlich aus und reduziert die Lebens- und Nervenkraft. Bei Mangel an Nr. 20 Kalium aluminium sulfuricum finden sich verschiedenste Reaktionen, vor allem im Nervensystem – von Neuralgien über Parästhesien (anormale Körperempfindungen) bis zum Schwindel.

Die seelische Absperrung resultiert in der mangelnden Selbstliebe; die Liebe, sich gut zu versorgen, fehlt. Versorgt sich der Mensch nicht gut, wird er unruhig. Er giert nach etwas, gibt es sich aber nicht. Er setzt sich unter Spannung, findet aber keine Lösung. Das alles macht einerseits schwindlig, andererseits aber taub, da er die Versorgung rigide absperrt.

Gut zu sich sein ist die Lösung. Es gilt, die Dinge hinein- und hinauszulassen, dann ist der Mensch im rechten Austausch und fühlt sich wohl.

Verbindung

20

Körperlich ist Nr. 20 Kalium aluminium sulfuricum am Aufbau von Bindegewebe beteiligt und erfüllt auch im Seelisch-Geistigen den verbindenden Faktor zwischen uns und der Umwelt. So wie sich der Mensch wahrnimmt, tritt er auch den anderen gegenüber und stellt eine Verbindung her. Die Verbindung von der Ratio zu den Emotionen ist im Mangelzustand gleichfalls gestört. Trennt sich der Mensch von der Verbindung zu seinem höheren Selbst, findet er auch keinen Herzenskontakt nach außen.

Festhalten

Der trockene Zustand der Schleimhäute sorgt dafür, dass kaum Stuhldrang besteht. Hier hilft auch Anstrengung oft wenig, zur Erlösung beizutragen. Dies ist auch psychisch ein Zeichen für das Festhalten an alten Mustern und Gewohnheiten; sie wurden von diesem Menschen so verinnerlich, dass er sie auch mit Anstrengung nur schwer hinter sich lassen kann.

Ein ähnliches Bild zeigen die Nasen- und Nebenhöhlen: Auch hier kommt es zur Austrocknung und zu chronischen Katarrhen. „Es steckt uns immer etwas in der Nase." Immer und überall finden wir Dinge, an denen wir herumkritisieren können, seien es Situationen oder Menschen.

Schutz und Abgrenzung

„Lasse ich in meinem Zaun keine Tür, kann ich nicht hinaus und niemand kann herein zu mir." Der Mensch kann sich mit einem Energiemantel schützen, sodass er seine Energien nicht verliert, doch muss er darauf achten, im aktiven Austausch zu bleiben. Sonst besteht die Gefahr, Licht und Sonne nicht mehr in sein Herz und sein Leben zu lassen.

Angst und Schuldgefühle

Aus der Abgrenzung heraus entsteht die Angst, nicht genug zu haben und nicht genug zu bekommen. Das Bewusstsein, anderen nicht die notwendige Wärme entgegenzubringen, löst Schuldgefühle aus. Hieraus resultiert ein erneuter Rückzug und ein sich steigernder Kreislauf kann entstehen. Die Auseinandersetzung mit Eltern-Kind-Themen kann diesen Kreislauf unterbrechen, da der Mensch meist ein unbegründetes Gefühl hat, den Eltern nicht gut genug gewesen zu sein oder gegenüber diesen durch Fehlhandlungen Schuld auf sich geladen zu haben.

20

Dialog zur Klärung und Lösung

Fragen Sie sich selbst

- Wovor habe ich Angst?
- Wo glaube ich mich verschließen zu müssen?
- Wo fehlt mir die Wärme?

Neue Seelenwege

Lerne dich selbst zu lieben, dann kannst du auch Wärme für andere Menschen empfinden. Öffne dich dem Fluss in dir, dann bist du auch im Außen in Bewegung und findest Resonanz.
Vertraue darauf, dass immer gut für dich gesorgt ist, dann wird das Leben warm und leicht.

Affirmation

Für mich ist immer gut gesorgt.

Mineralstoffe aus anderen natürlichen Vorkommen

Steinheilkunde

Alunit Dies ist ein basisches Kalium-Aluminium-Sulfat und findet Anwendung bei Hautleiden und chronischen Entzündungen. Er stärkt bei Ängsten und hilft Schuldgefühle abbauen.

20

Orthoklas Der Heilstein hilft, Misstrauen, Sorgen und Zweifel zu überwinden und sich einer positiven Lebenseinstellung zu öffnen.

Nr. 21 Zincum chloratum D12

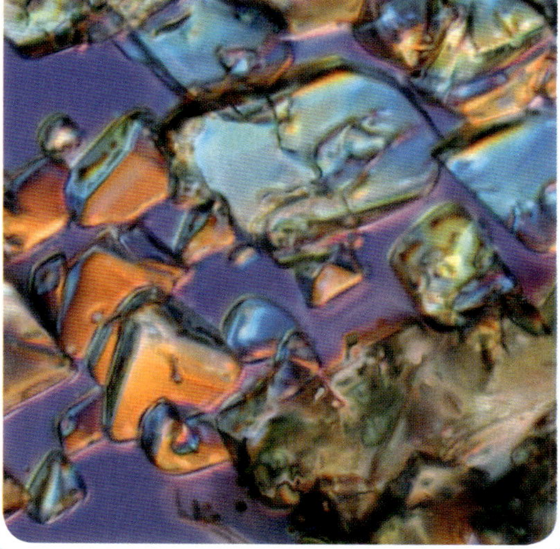

Prinzip
Klarheit in der Ruhe

21

Seele-Körper-Muster

Schutz

Wie wir andere Metalle verzinken, um sie vor Oxidation zu schützen, so schützt Nr. 21 Zincum chloratum im Körper die Zellen vor Oxidantien, die dem Körper Schaden zufügen können. Seelisch liefert es die Fähigkeit, sich gegen Angriffe von außen zu wappnen und den eigenen Schutzraum einzurichten. Die Kraft, die daraus erwächst, lässt den Menschen voller Mut den eigenen Weg gehen.

Abgrenzung

Haut und Haare sind unsere Grenze nach außen und der Schild nach innen. Beim Mangel an Zink leiden beide, es kommt zu Haarverlust und zu Hautstörungen, die häufig mit Juckreiz einhergehen.

„Es juckt mich", sagen wir, wenn uns etwas nicht in den Kram passt. So ist die Haut hier auch Ausdruck der inneren Unzufriedenheit. Wie ein Schutzschild legt sich das Zink um die Hautschichten wie um die Schichten der Seele und schützt sie nach außen. Im Innen hilft es dem Menschen, die Dinge zu finden, die ihn „jucken". Sie zu bearbeiten und die vielen Farben der Seele wieder in Ruhe und Ausgeglichenheit zu sehen und zu leben – hierbei hilft die Einnahme von Nr. 21 Zincum chloratum.

Aktivität und Unruhe

Im Nervensystem wirkt Nr. 21 Zincum chloratum beruhigend, schmerzstillend und ausdehnend. Erhöhter Puls wird ebenso beruhigt wie die seelische Ruhelosigkeit und allgemeine Erregung. Im ausgeglichenen Zustand ist der Mensch von geistiger Aktivität geprägt und hat eine zufriedene Gemütsverfassung. Mit zunehmendem Mangel steigern sich Unruhe, Reizbarkeit, nervöse Schwäche und Unzufriedenheit bis hin zur Depression. Mit seiner andauernden Unzufriedenheit nervt dieser Mensch seine Umgebung. Nr. 21 Zincum chloratum hilft ihm, den inneren Ruhepol wieder zu finden, seine Wünsche zu klären und sie mit Maß und Ziel umzusetzen.

Sinnesempfindung und Vollständigkeit

Fehlt Nr. 21 Zincum chloratum im Organismus, werden die Sinneseindrücke nicht weitergeleitet oder verarbeitet. Kann der Mensch die Welt nicht mehr mit allen Sinnen erfassen, dann fehlen ihm wesentliche Informationen, um sich auf sein Umfeld einzustellen. Er ist in seinem seelisch-geistigen Umgang mit sich und der Welt auf diese Informationen angewiesen und kann daraus seine Reaktion planen und umsetzen. Fehlt zum Beispiel der Geruch, so ist er von einem Teil der intuitiven Wahrnehmung abgetrennt. „Ich kann den nicht riechen", hört man oft jemanden sagen. Fehlt ein Zugang wie dieser, nimmt der Mensch sich selbst in der Reflektion auch nicht vollständig wahr. Fehlt ihm die Farbe der Seele in der eigenen Wahrnehmung, schwindet sein Ideenreichtum. Zerstreutheit, Vergesslichkeit bis hin zur Dumpfheit sind die Folge.

Das fehlende Gefühl der „Ganzheit" lässt Unruhe und Überempfindlichkeit entstehen, denn er sucht stets nach der eigenen Vollständigkeit. Körperlich können Koordinationsschwierigkeiten, Schlaf-, Sprach- und Verhaltensstörungen darin ihre Ursache haben.

21

Dialog zur Klärung und Lösung

Fragen Sie sich selbst

- Was verursacht mir Unruhe?
- Wovor will ich mich schützen?
- Was will ich nicht wahrnehmen?

Neue Seelenwege

Finde in dir wieder zur Ruhe. Kläre die Ursache deiner Stimmungsschwankungen und erkenne, wo du die die Richtung ändern musst. Die sich aufbauende Kraft kannst du dann wieder einer gesunden Aktivität zuleiten.

Affirmation

Ich schütze und erhalte meine Seelenfarben.

Mineralstoffe aus anderen natürlichen Vorkommen

Steinheilkunde

Zinkblende, Sphalerit, Schalenblende gehören zu den Sulfiden, enthalten jedoch von den Heilsteinen die größten Mengen an Zink, sodass sie hier genutzt werden können, auch wenn meist kein Chlorid enthalten ist. Sie helfen, alte Muster und Strukturen zu erkennen und aufzulösen. Bei schwierigen Situationen im Leben stärken sie das Durchhaltevermögen und den Selbstschutz.

Adamin ist ein Zinkarsenat und passt sehr gut zur Nr. 21, obwohl er nicht als Schmuckstein genutzt wird. Er hilft bei der inneren Klärung und fördert das geistige Wachstum. Neben der Kraft zur Gesundung hilft er, die Ursachen der Erkrankung zu ermitteln und positiv umzusetzen.

Nr. 22 Calcium carbonicum D12

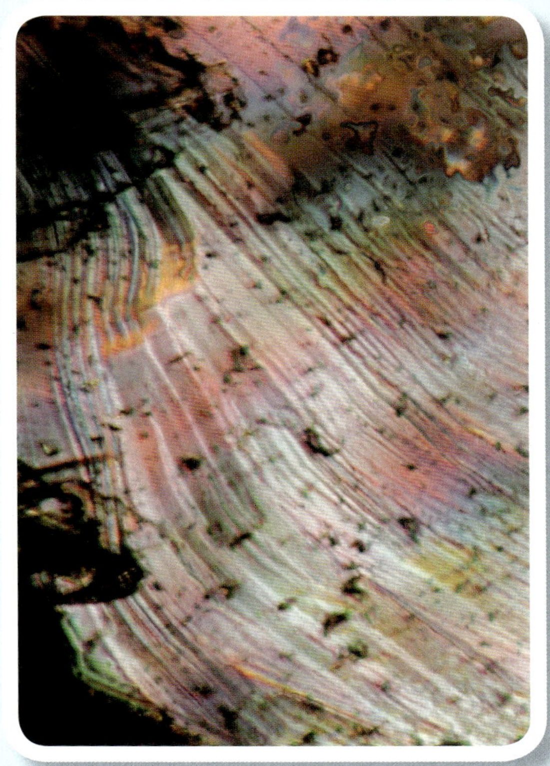

22

Prinzip
Sich öffnen und bewegen

Wir finden den Mineralstoff in Korallen und Muscheln sowie in Gesteinen, die sich aus alten Meeresablagerungen gebildet haben. Der Bezug besteht sowohl zum Wasser als auch zur Starre und Stärke der nahezu unbeweglichen Korallen und Muscheln.

Seele-Körper-Muster

Schwäche und Kraft

Körperlich wirkt Nr. 22 Calcium carbonicum aufbauend und stärkend auf Knochen, die die gleiche Polarität wie Muscheln und Korallen zeigen: die Stärke wie beim Knochen außen und das weiche Knochenmark innen.

Der Wille zur Bewegung ist da, der Mensch traut sich nur oft die Kraft nicht zu. Er sieht sich als schwach und handelt entsprechend. Fehlt die innere Motivation, neigt der Mensch zur Faulheit. Der Leistungswille zieht sich denn auch durch sein Leben und Verhalten und zeigt sich je nach Ausgeglichenheit der Mineralstoffsituation in persönlichen Überforderungen oder Bequemlichkeit. Im Normalfall neigt der Mensch dazu, mehr von sich und anderen zu verlangen, als ihm körperlich und seelisch guttut.

Richtet er die Leistung nach dem, was wirklich wichtig für ihn ist, findet er in seinem Gefühl auch die Menge dessen, was notwendig ist zu tun.

Hart und weich

22

Ähnliches lässt sich auch bei der Muschel feststellen: das Harte außen und innen das Weiche. Bei der Koralle wiederum ist das Wesen weich, solange es lebendig ist. Stirbt es jedoch ab, wird es hart und liefert jene Korallen, die wir so gerne als Schmuck tragen.

Im seelisch-geistigen Bereich ist der Mensch vergleichbar und spielt gerne den Elefanten mit der dicken Haut. Darunter steckt jedoch ein Sensibelchen, das auch gern und schnell beleidigt ist – zum Glück jedoch nicht so nachtragend ist wie der Elefant. Diese Empfindlichkeit steigt mit dem Mangel an Nr. 22 Calcium carbonicum an.

Aus der Homöopathie ist ein Bild des Äußeren vom „Calcium-carbonicum-Typ“ bekannt, nämlich der zum Dickerwerden neigende Mensch mit rundlichem Gesicht und weichen Strukturen.

Im ausgeglichenen Zustand sind diese Menschen meist gut gelaunt. Weich ist auch der Gefühlszustand, sie sind sensibel im Umgang mit sich und anderen und haben ein ausgeprägtes Genuss- und Schönheitsempfinden. Sie sind leicht zu beeindrucken, romantisch und bei anrührenden Szenen zum Weinen geneigt.

Starr und beweglich

Auch dieses Prinzip ist bei der Koralle zu beobachten: Sie bewegt sich frei im Wasser, doch ist sie gleichzeitig starr an ihren Standort gebunden.

Beim eher weichen Typ sehen wir: Das „Wollen" ist da, doch das „Machen" kommt zu kurz. Oft zeigt sich im Defizit auch genau das andere Bild: es entsteht ein „Machen-Müssen" als innerer Ausdruck der Starre. Dann ist der Mensch eher abgemagert, hart im äußeren Eindruck und auch hart im Verhalten. Dies tritt bei sehr hohem Mangel bereits in der Kindheit auf; dann sind die Kinder dünn und mager und sehen im Gesicht bereits aus wie Erwachsenen. Im Wesen werden sie hart und unnachgiebig und denken, nie genug zu leisten. Dabei zeigt sich die Starre in ihrem Willen, dass alles nach ihrer Pfeife zu tanzen hat. Ihr Leitspruch ist: „Man muss nur wollen, dann geht alles."

Sind die Eltern so strukturiert, bekommt das Kind zu hören: „Hättest du nur gewollt, hättest du es auch geschafft." Sie setzen damit starke Muster beim Kind, das dann an sich sehr zweifelt.

Umgekehrt mutet der Mensch im Defizit von Calcium carbonicum sich selbst zu, auch dann weiterzumachen, wenn er eigentlich nur noch kriechen kann. Um dieses Programm durchhalten zu können, opfert er mit der Zeit jegliches Gefühl für sich und seine wahren Bedürfnisse. „Gefühle, davon kann man nicht leben", ist die Einstellung und lässt ihn in der Familie und im Beruf zum Sklaventreiber mutieren.

Im Fluss sein

Körperlich gehört das Drüsen- und Lymphsystem zum Wirkungsbereich von Nr. 22 Calcium carbonicum und zeigt die Symbolik ebenso auf der seelischen Ebene.

Lässt der Mensch den Fluss der Möglichkeiten und körperlich der Säfte nicht zu, sondern versucht ihn willentlich zu kontrollieren, blockiert er die Bewegung. Lymph- und Drüsensystem unterliegen der vegetativen Steuerung und sind normalerweise autonom tätig. Schnürt man jedoch die Gefühle und die wirklichen Wünsche ab, dann kommt auch dieser Strom ins Trudeln und wird Zeichen unserer inneren Stauungen.

Nur wenn die Muschel sich öffnet, erhält sie vom durchfließenden Wasser Nahrung. Das Universum handhabt es genauso: Wenn wir uns öffnen, füttert es uns.

Ängste

Der hohe Anspruch, der im Defizit an sich gestellt wird, verursacht die Angst, nicht genug zu leisten oder zu versagen.

Dialog zur Klärung und Lösung

Fragen Sie sich selbst

- Warum fehlt mir das Vertrauen?
- Was will ich nicht wahrnehmen?
- Warum will ich mich nicht bewegen?

Neue Seelenwege

Wenn du erkennst, dass du deinen Gefühlen trauen darfst, kannst du auch all die bunten, schönen Wege sehen, die das Leben für dich bereithält.
Nutze das Weiche und das Kräftige in dir in Ausgewogenheit. Dann gehst du in den Rückzug, wenn du spürst, dass du Erholung brauchst. Leistung lebst du aus Freude, nicht aus Pflicht.

Affirmation

Ich gehe mutig meinen Weg.

Mineralstoffe aus anderen natürlichen Vorkommen

Steinheilkunde

Aragonit Er fördert Konzentration, lindert Unruhe, hilft bei Überforderung und stabilisiert geistige Entwicklungen.

Marmor Er verleiht Mut und Kraft, das Leben anzunehmen, scheinbar unabänderliche Umstände zu ändern und mit Kreativität neue Lösungen zu finden.

Perle, Muschel Sie helfen Verluste zu verarbeiten, Trauer zu überwinden und Konflikte zu lösen. Sie stärken die weibliche Kraft und die Fähigkeit, das Selbstverständliche in sich zu sehen.

Nr. 23 Natrium bicarbonicum D12

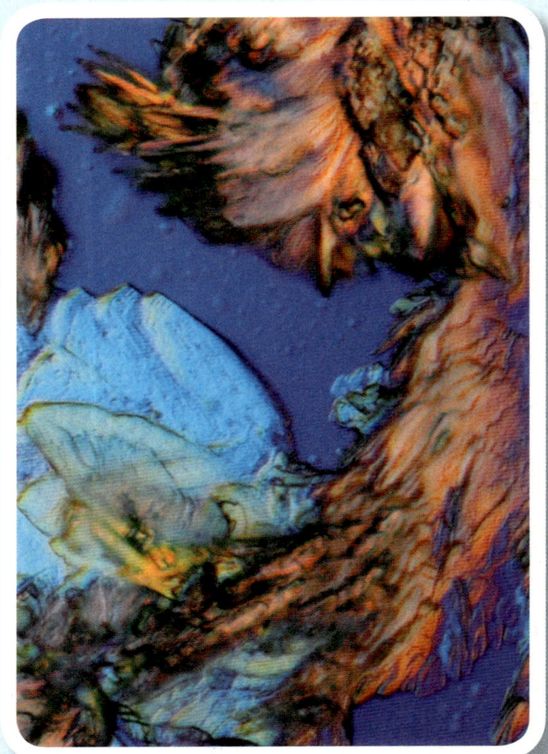

23

Prinzip
Abgeben und heil werden

Zu den „göttlichen“ Stoffen des Altertums in Ägypten gehörend, kommt diesem Mineralstoff in uns eine große Bedeutung zu.

Seele-Körper-Muster

Abgeben

Natrium bicarbonicum verhindert die Übersäuerung durch Abbau von Kohlendioxid. Es reagiert mit anderen Säuren und zerfällt in Kohlendioxid und eine basische Lösung. Dieser Vorgang entsäuert den Körper und lässt uns die Restprodukte ausatmen. Damit wird der Stoffwechsel nicht durch Reststoffe aus der Nahrung belastet.

Das Atmen steht im Entsäuerungsprozess für das Aussprechen dessen, was den Menschen sauer gemacht hat.

Festhalten

So wie der Körper ohne Nr. 23 Natrium bicarbonicum Lagerstätten der Säurereste im Körper bildet, so legt der Mensch auch seelische Restedepots an. Auch sie verstopfen seine Kanäle, vor allem die Kanäle zu seinem wahren Selbst und zu seinem inneren Willen.

Gefühle festhalten und leiden teils um des Leidens willen symbolisieren den Endzustand des Mangels. Die seelische Bedrängnis entwickelt sich zum Korsett des Lebens und der lebbaren Gefühle. Drückend wie eine Fessel ist der Schmerz, der unser Gewebe und unser Herz einschnürt.

Im alten Ägypten wurde Natrium bicarbonicum in der unpotenzierten Form zur Mumifizierung verwendet. Haltbar machen oder manifestieren, dort als Weg ins ewige Leben gesehen, ist aber auch Zeichen des Festhaltens am Alten.

Leben und unterscheiden

Nr. 23 Natrium bicarbonicum ist der wichtigste Stoff, um den pH-Wert des Blutes stabil zu halten und damit besonders lebenswichtig, da bereits kleinste Abweichungen des Blut-pH-Wertes lebensbedrohend sind. Im Darm sorgt das basische Milieu dafür, dass wir die für den Körper notwendigen Stoffe aus dem Speisebrei aufnehmen können. Doppelten Schutz bietet Nr. 23 daher dem Leben über Blut und Darm.

Als Schutzschild im seelischen Bereich hilft es uns zu unterscheiden, was gut für uns ist und was nicht. Wir finden mit der Hilfe von Nr. 23 im Denken und Fühlen heraus, wo die Abweichungen von der inneren Wahrheit zu groß werden und regeln sie wieder zurück. Wir erkennen, wer uns guttut, und können lernen, uns von Menschen zu trennen, die nicht dazu gehören.

Loslassen

Wissen wir, was wir loslassen wollen, so setzt sich ein starker Strom in Bewegung. Nr. 23 Natrium bicarbonicum fördert die Entgiftung und baut im Körper abgelagerte Säurereste ab. Sturzbäche auslösen kann es, wenn wir uns alter Muster bewusst werden und diese über die Tränen abarbeiten. Schmerz und Trauer, Wut und Ärger aus der Vergangenheit können aufgelöst und ausgeschwemmt werden.

Was wir festhalten, wird uns immer wieder reizen und Beschwerden verursachen. Geben wir es ab, entspannt sich unser körperliches und seelisches Nervensystem.

Antrieb und Entspannung

Nr. 23 Natrium bicarbonicum ist aktivierend und ausgleichend für Galle, Magen und Darm, also für alle die Organe, die an der Aufspaltung der Nahrung und der „Müllentsorgung" beteiligt sind. Die seelische Übertragung zeigt die unverarbeiteten Gefühle und emotionalen Reaktionen auf das, was dem Menschen begegnet. Nimmt er es ungefiltert auf und verarbeitet die sich daraus ergebenden Lernaufgaben nicht, können sie zu „Müll" werden.

23

Dieses Salz fördert den durch Mangel entstandenen, ungenügenden und unvollständig funktionierenden Stoffwechsel. Seelisch hilft es dem Menschen, Mut zu fassen und Ungeklärtes anzuschauen. Er lernt mithilfe der Nr. 23 zu differenzieren, was gut für ihn ist, sowie Unbrauchbares abzulegen.

Dialog zur Klärung und Lösung

Fragen Sie sich selbst

- Auf was und wen bin ich sauer?
- Was will ich nicht verarbeiten?
- Was halte ich fest?

Neue Seelenwege

Schaue auf das, was vor dir liegt. Lasse das Alte zurück und räume deinen Keller auf. Alles, was unbenutzt herumliegt, verstopft dein Leben. Mache dich frei und lebe die Leichtigkeit des Ungebundenen. Finde Freude an allem, was du tust, und erlaube dir, das Leben zu genießen.

Affirmation

Ich befreie mich und vertraue.

Mineralstoffe aus anderen natürlichen Vorkommen

Steinheilkunde

Natrium bicarbonicum kommt nur in kristalliner Form als Soda in Salzlagerstätten und in Ölschiefer vor. Daher steht kein vergleichbarer Heilstein zur Verfügung.

Nr. 24 Arsenicum jodatum D12

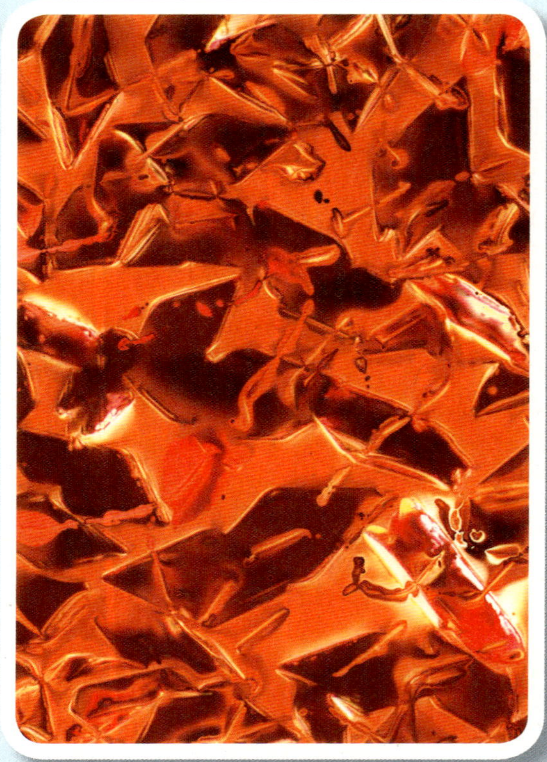

Prinzip
Ruhe

24

Seele-Körper-Muster

Kennzeichnend für alle Arsenmittel ist der Zusammenhang von körperlicher und seelischer Schwäche, begleitet von schnellem Puls, tiefer Erschöpfung und Ängsten.

Unruhe und Schwäche

Vielfach treten große Reizbarkeit und Unruhe auf, was sich bei Nr. 24 Arsenicum jodatum durch den Bezug zur Schilddrüse zeigt. Die Unruhe drückt sich in Überaktivität aus, der Mensch kann kaum stillsitzen und sich schlecht auf die Umgebung oder anstehende Aufgaben konzentrieren.

Das Mittel ist bei hyperaktiven Kindern zu überlegen. Hier sollte auch abgeklärt werden, dass im Haushalt kein jodiertes Salz verwendet wird, denn dies kann den Zustand auslösen oder verstärken.

Angst und Ordnung

Der Mensch in der Mangelsituation von Nr. 24 Arsenicum jodatum ist ängstlich und fürchtet sich vor unerklärbaren Dingen. Er sorgt sich um seine Gesundheit und macht sich durch die eigene Beobachtung selbst kleinster Veränderungen noch besorgter.

Auch sein Hang zur Ordnung entspringt der Angst: Damit er keinen Verlust befürchten muss, hat alles seinen festen Platz. Oder damit Sauberkeit und Ordnung verhindern, dass sich Keime ansiedeln. Dadurch bringt sich der Mensch in Zwangslagen und verfällt in einen Kreislauf, den er so nicht allein stoppen kann. Das Spannungsfeld macht sich körperlich in Verkrampfungen, Muskel- und Gelenkbeschwerden bemerkbar und zeigt die Unfähigkeit, sich zu bewegen oder sich zu verändern. Der ohnehin eher ernste Mensch wird verdrießlich, die Anspannung führt zur Erschöpfung.

Diese Ängste führen zu Entscheidungsschwierigkeiten und lassen die Schilddrüse mitreagieren. Körperlich treten Schluckbeschwerden und häufiges Räuspern auf. Vor allem im Alltag behindert diese Problematik, denn es kommt zu Angst vorm Autofahren, einfachen Dingen des Alltags wie Besuche, Einkäufe usw. – all das wird zu einem einzigen Stressfaktor. Der wiederum führt zur Anspannung und in der Folge zu Schmerzen und Erschöpfung. Häufig wird dann die medizinische oder sonstige Hilfe aus der Umgebung abgelehnt, weil „ja doch keine Hoffnung besteht".

Auch charakterlich kann das Salz Nr. 24 eine reinigende Wirkung entfalten. Nach langen und tief greifenden Verletzungen der Seele können hier, unter psychologischer Begleitung, eine Aufarbeitung und ein Öffnen nach außen erfolgen.

Entgiftung

Befreien wir uns von altem Ballast: Seelische und körperliche Entgiftung wird mit Nr. 24 Arsenicum jodatum angeregt. Mit seiner Hilfe können wir Themen neu bearbeiten, verarbeiten und Ungewolltes ausscheiden.

Kälte, Wärme

Abgrenzend zu den anderen Arsenmitteln ist der Mensch bei Mangel an Nr. 24 Arsenicum jodatum weniger kälteempfindlich als beispielsweise bei Mangel an Nr. 13 Kalium arsenicosum.

Kraft und Vertrauen

Nr. 24 Arsenicum jodatum stärkt körperlich und seelisch, lässt die Anspannung nachlassen und führt zu erholsamer Entspannung statt zur leidvollen Erschöpfung. Für den Menschen ist es seelisch wichtig, sich seiner Ängste bewusst zu werden, sie anzunehmen und ihnen dadurch nicht die Macht über sein Handeln zu überlassen. Damit gewinnt er in sich und die Welt neues Vertrauen.

Dialog zur Klärung und Lösung

Fragen Sie sich selbst

- Wovor habe ich Angst?
- Was halte ich fest?
- Von wem fühle ich mich abgelehnt?

Neue Seelenwege

Baue das Vertrauen auf, dass alles, was dir begegnet, in diesem Augenblick richtig für dich ist, auch wenn du es nicht sofort nachvollziehen kannst. Riskiere Neues zu erleben und alte Dinge auszusortieren. Räume den Keller auf und trenne dich von längst überflüssig Gewordenem.
Erkenne die Vielseitigkeit des Seins: dass es neben den Tiefen und den dunklen Tälern leuchtende Pfade ins Licht gibt.

Affirmation

In mir leuchten mein Licht und meine Kraft.

Mineralstoffe aus anderen natürlichen Vorkommen

Steinheilkunde

Es sind keine direkten Heilsteine in dieser Verbindung vorhanden; siehe auch bei Nr. 14 Kalium bromatum.

Nr. 25 Aurum chloratum natronatum D12

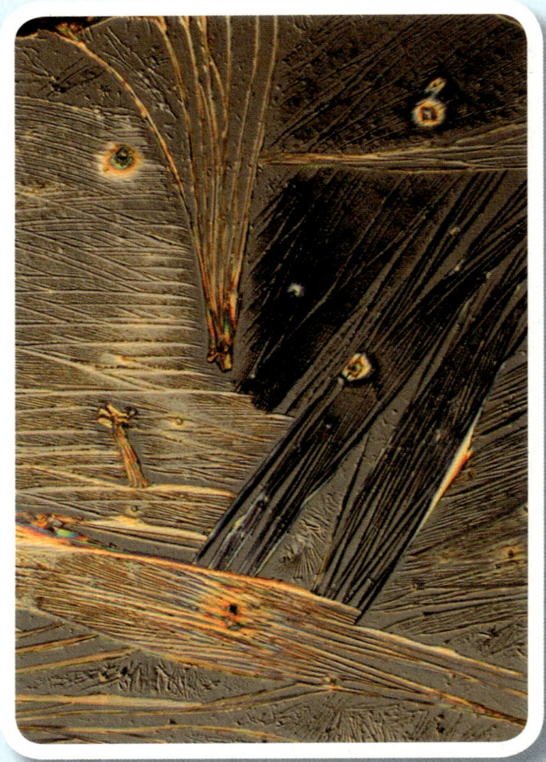

Prinzip
Selbsterkenntnis

25

Die Übersetzung des lateinischen Wortes Aurum ist Gold. Gold – das Licht der Götter und das Dunkle der Gier. Nirgendwo haben sich auf der Welt diese beiden Pole so deutlich gezeigt wie in der Verwendung dieses Edelmetalls. Zur Herstellung von Symbolen religiöser Verehrung bis zur Unterwerfung und Ausrottung ganzer Völker, um in den Besitz von Gold zu gelangen, reicht die Geschichte des Goldes.

Seele-Körper-Muster

Außen und Innen

Gold ist Symbol des Reichtums im Innen wie im Außen und mit nichts schmückt der Mensch sich lieber. Doch schaut er stets in den eigenen Spiegel, wenn er aufmerksam ist. Das Gold verstärkt den Zustand, in dem sich der Mensch befindet, es macht die Guten besser und die Bösen schlechter. Doch es ist auch der Weg in die Erkenntnis, sodass man den jetzigen Standpunkt erkennen und sich ändern kann. Die Nr. 25 wirkt klärend und aufhellend auf das Seelenleben und öffnet dem Menschen die Sicht auf innere und äußere Wege, die vor ihm liegen.

Fassen wir einen Edelstein in Gold, verstärken sich beide in ihrer Strahlkraft. Das geschieht auch im Menschen, wenn er sich dem Juwel seiner Seele zuwendet. Das wahre, in ihm lebende Feuer wird lebendig und leuchtet für ihn und die Welt um ihn herum.

Klarheit und innere Wahrheit

„Im Wiederschein des Goldes sehe ich mein wahres Selbst." Es ist die Polarität von Hell und Dunkel, von Gut und Böse. Das Eine bedingt das Andere und beide können ohne einander nicht existieren.

In der Nr. 25 Aurum chloratum natronatum kombinieren sich die stabilisierenden Eigenschaften des Goldes, die beruhigenden und aktivierenden des Natriums sowie die reinigenden und klärenden des Chlors.

Mit Hilfe der Nr. 25 kann der Mensch sich selbst erkennen, welche Eigenschaften er im Defizit hat, und diese stärken. Er lernt damit, sich von der dunklen Seite zur hellen zu wenden und seine positiven

Elemente zu stärken. Klärt er seine Gefühle, strahlt sein Leben und seine Seele wie vom Gold des Sonnenaufgangs beschienen.

Ablagerungen

Körperlich mobilisiert Nr. 25 Aurum chloratum natronatum und trägt zur Ausscheidung bei. Seelisch erkennt der Mensch, wo er nicht vorwärts wollte, seinen Weg selbst blockiert hat, und findet einen neuen Faden. Das Gold, das sich in der Kristallisierung in Fäden zieht, zeigt ihm die vielfältigen Muster und Wege des Lebens. Landet er in einer Sackgasse, staut sein Leben und er lagert den sich dann aufbauenden Müll im Körper ab.

Die Nr. 25 hilft dem Menschen, den neuen Weg zu sehen, der gestern noch im Dunkel lag, und lässt ihn Hindernisse mühelos beiseiteräumen.

Liebe

Beruhigend und ausgleichend wirkt die Nr. 25 auf Herz und Kreislauf sowie regulierend und harmonisierend auf unser Hormonsystem. Diese beiden körperlichen Ebenen der Liebe werden auch auf der seelischen Seite verknüpft. Wer kennt nicht den Satz „ein Herz aus Gold"? Und wer möchte nicht so sein und das von sich hören?

Herz und Körper bilden eine Einheit, und mit Hilfe der Nr. 25 lernt der Mensch wieder, beides zu spüren, sich selbst zu lieben und dies mit anderen zu teilen. Verschließt der Mensch sein Herz, bleibt er immer an der Oberfläche; verschließt er den Körper der Liebe, bleibt er ohne Ausdruck des Gefühls. Erst in der Kombination sieht man das Leuchten des Seelen-Goldes in den Augen des Gegenübers.

Lebt der Mensch die Liebe narzisstisch nur zu sich selbst, wie es das Gold durchaus fördern kann, bleibt ihm die wahre Freude der Liebe verborgen, denn sie ist nur im Widerschein des lebendigen Menschen zu erkennen oder in der tiefen Seelenverbindung zum Höheren (Gott). Ob Sie, lieber Leser, es Gott nennen oder eine andere Bezeichnung bevorzugen, sei Ihnen überlassen und soll hier nicht unser Thema sein.

Entspannung

Körperlich wirkt die Nr. 25 schmerzlindernd bei Kopfschmerzen und ist ausgleichend und stärkend für das Nervensystem. Diese Komponenten zeigen seelisch den Druck an, unter dem der Mensch steht, wenn er im Defizit der Nr. 25 Aurum chloratum natronatum lebt. Wie das Gold ist er weich und biegsam, passt sich zu schnell an und steht unter Druck, sodass sein Körper ihm die Grenzen anzeigen muss. Die Anteile des Natriums helfen ihm bei der Nr. 25, die eigenen Anforderungen an sich auf ein vernünftiges Niveau zu reduzieren.

Dialog zur Klärung und Lösung

Fragen Sie sich selbst

- Wovor verschließe ich mich?
- Ist mein Leuchten echt?
- Wo fordere ich zu viel von mir und anderen?

Neue Seelenwege

Lerne das Hell und Dunkel als Partner und nicht als Feinde zu sehen, so kannst du dich selbst besser und alle deine Seiten als Teil eines Ganzen erkennen und lieben.
In dir repräsentieren Haben und Sein die beiden Seiten Hell und Dunkel. Nimm wahr, wie stark sie sind. Lernst du das Haben zum Nutzen aller zu verwenden, wird es zum Teil allen Seins werden, da weder das eine noch das andere gut oder schlecht ist.

Affirmation

Ich erkenne mich in meinem Glanz.

Mineralstoffe aus anderen natürlichen Vorkommen

Steinheilkunde

Gold Es stärkt die eigene Persönlichkeit und hilft uns, aus negativen Gefühlssituationen herauszufinden.

25

Nr. 26 Selenium D12

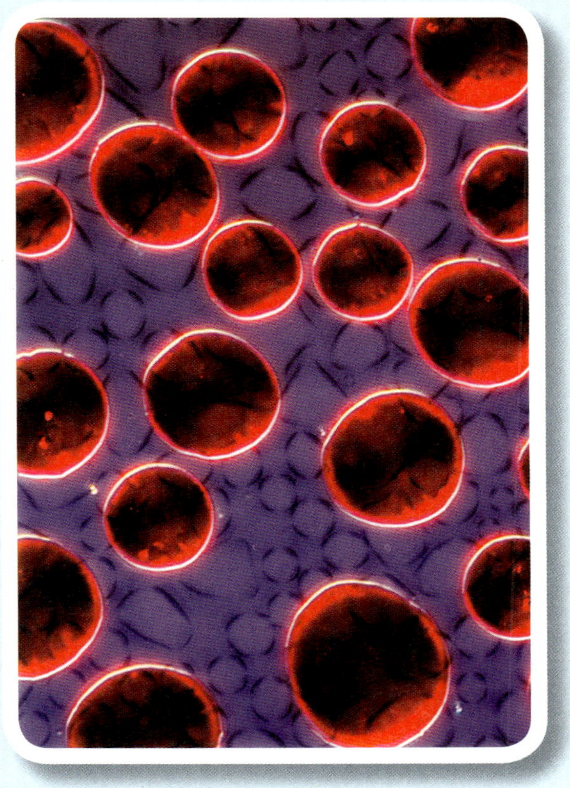

Prinzip
Ich bin das Licht

26

Seelen-Körper-Muster

Farbe des Lebens

Wie die Nr. 26 Selenium im Körper die Zellen schützt und die Energie des Organismus steigert, so wirkt dieser Mineralstoff auch auf die Psyche aufhellend und belebend. Fehlt dem Leben das Licht, sieht der Mensch wenig oder alles nur in graue Schatten gehüllt. Wie die dunklen Tage des Winters den Blues hervorbringen, so fehlt dem Leben dann die innere Farbe, wenn Selenium fehlt. Betrachten man die Kristallisierung der Nr. 26 näher, dann erkennt man die Verbindung zur Blut- und Eizelle. Schaut man das Bild an, fühlt man sich dem Augenblick unserer Entstehung nahe und sieht das Licht in der Reflexion wie einen Kranz oder die Aura um uns herum. Für mich ist es das Symbol, wie sehr das Selenium unser Licht offenbart, in uns bewahrt und schützt.

Lebensmut und Stärke

Nr. 26 Selenium stimuliert, unterstützt und aktiviert unser Immunsystem und verbessert die Sauerstoffverwertung im Blut. In der psychischen Übertragung kräftigt es Herz, Geist und Seele, es macht den Menschen fähig, Aufgaben zu übernehmen und sie zu lösen.

Im Blut lebt der Mut des Kriegers und wird gestärkt durch diesen Mineralstoff. „Wir sind Krieger unseres eigenen Lebens", was bedeutet, in Stärke und Sanftheit den eigenen Weg zu gehen, sich nicht von Angriffen ablenken und umwerfen zu lassen, sondern trotz aller Widrigkeiten unbeirrt das eigene Ziel nicht aus den Augen zu verlieren.

Selen wird als substanzielles Präparat außerdem zur Krebsbehandlung eingesetzt, wo sich auch das Symbol des Kampfes zeigt. Sieht der Mensch Krebszellen als Hinweis, dass er Eindringlinge abwehren muss, passt es ebenso, wie wenn er denkt, der Krebs entsteht in ihm als eine schlechte Mutation seines eigenen Denkens. Wie auch immer: Die Nr. 26 liefert Mut und Kraft für die Aufgaben des Lebens und den nötigen Schutz in der Verteidigung.

Unterscheidung

Nr. 26 Selenium fördert die Ausscheidungen und unterstützt die Entgiftung auf der körperlichen Ebene.

Seelisch sind es die negativen Gedanken und Muster, die den Menschen vergiften. Er ist, was er denkt. Was er sich wünscht, erhält er! Das Unterbewusstsein setzt das um, was ihm befohlen wird. Sind es immer wieder die negativen Dinge, denen der Mensch seine Aufmerksamkeit zuwendet, dann kommen diese auch in sein Leben. Selenium hilft ihm, die negativen Gedanken zu überwinden und sich wieder positiv dem Licht seines Lebens zu öffnen.

Die Leber als Sitz der „negativen" Gefühle wird durch Nr. 26 Selenium entlastet und kann so die Entsorgung von körperlichem und seelischem „Müll" ausführen. Daher hilft es auch bei Depressionen, Ärger, Wut, viel negativem Denken sowie ermüdender geistiger Arbeit.

Dialog zur Klärung und Lösung

Fragen Sie sich selbst

- Wovor verschließe ich die Augen?
- Wo und warum fehlt mir das Vertrauen?
- Warum vergesse ich mein Licht?

Neue Seelenwege

Sieh dich selbst als das Wesen, das genau so ist, wie es sein soll. Werde frei, deine Stärken und Begabungen zu leben. Du selbst bestimmst, wie gut dein Licht leuchtet und wie sehr du es nutzt, um dir und anderen den Weg zu erleuchten.

Affirmation

Ich lebe mein Licht.

Mineralstoffe aus anderen natürlichen Vorkommen

Steinheilkunde

Covellin Er gehört zu den Sulfiden und enthält neben Kupfersulfat andere Spurenelemente, in denen das Selen in höheren Mengen vorkommt. Er verhilft zur eigenen Klarheit und macht Masken- sowie Showverhalten überflüssig. Die klärende Kraft des Schwefels, die entkrampfende und stärkende Wirkung von Kupfer und Eisen ergänzen hier das Selen in der positiven Unterstützung des Selbstfindungsprozesses.

Nr. 27 Kalium bichromicum D12

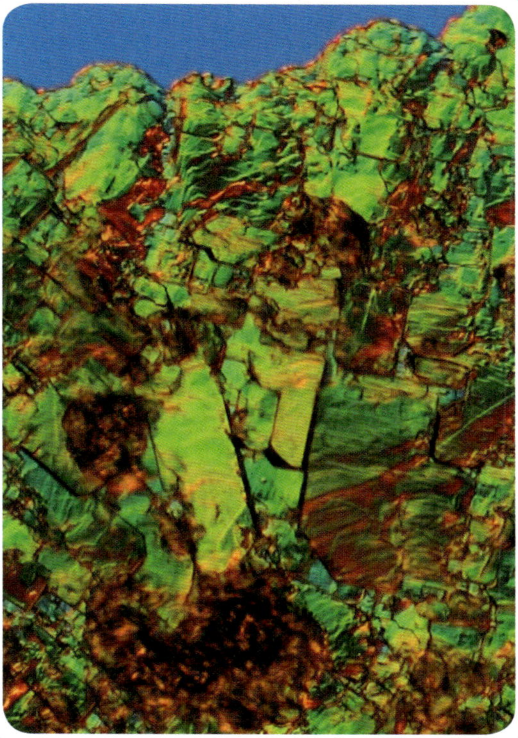

Prinzip
Wandel bringt Lebendigkeit

27

Seele-Körper-Muster

Klären wir unsere Lebenssituation und befreien uns von alten Ablagerungen, die bereits eitrig und zäh geworden sind. So schaffen wir Raum und Luft für neue Bewegung.

Kleben am Alten

In der Mangelsituation „klebt“ der Mensch an alten Glaubenssätzen und Mustern. Sie sind rationaler Natur, resultieren oft aus konservativen Einstellungen und finden sich auf der körperlichen Ebene im HNO-Bereich, dem Magen und bei rheumatischen Erkrankungen. Sie alle zeigen schlechte Heilungstendenz, und der Mensch leidet unter Mangel an Lebenswärme.

Dinge, die nicht gehört oder gesehen werden wollen, lagern sich ab und führen auch körperlich und gedanklich zu chronischen Ablagerungen. Es ist der untergründige Zorn auf die Welt, weil diese nicht das erfüllt hat, was der Mensch haben wollte. Daher produziert er Groll, da er glaubt, das Opfer der anderen zu sein. Der Mensch hortet alles, und immer wieder wird es gedreht und gewendet sowie aufs Neue angeschaut, was den Menschen letztendlich gereizt und übellaunig macht.

Angst und Selbstwert

Der Angst des Menschen liegt der innere Konflikt zugrunde, nicht „genug“ zu sein. Findet sich im engeren Umfeld niemand, dem man das in die Schuhe schieben kann, wird der eigene Selbstwert im Vergleich zum „Höheren“ gestellt. Dann ist man nicht gut genug, man ist ein schlechter Mensch und kann weder vor sich noch vor Gott Gnade finden.

Je nach Situation schildert dieser Mensch seine Beschwerden, um zu demonstrieren, wie schlecht er ist und wie schlecht es ihm geht. Er ist ausschweifend in seiner Beschreibung und schildert in überflüssigen Details, was ihm fehlt. Damit ist er sowohl seiner Umgebung eine Nervensäge als auch dem Therapeuten durch sein Verhalten in der Mangelsituation gut zu erkennen.

Masse gegen Kraft

Körperlich fördert die Nr. 27 den Umbau von Fett in Muskelgewebe, allerdings nur bei Bewegung. Übertragen auf die seelisch-geistigen Muster bedeutet es, dass der Mensch sich selbst verändern wollen kann und muss. Er hat die Wahl zwischen dem verfetteten, armen Opfer oder dem aktiven Menschen, der seinen Weg selbst bestimmt. Bestimmt er seinen Weg, schwinden nicht nur Lasten (Pfunde), sondern er ist auch leistungsfähig und voller Kraft.

Dialog zur Klärung und Lösung

Fragen Sie sich selbst

- Woran klebe ich fest?
- Wen oder was will ich nicht loslassen?

Neue Seelenwege

Loslassen in der Praxis wörtlich umzusetzen ist der Weg, die eigene Landschaft des Lebens sich zu neu erwandern. Mache dir klar, dass hinter jedem tiefen Tal eine grüne Wiese auf dem Hügel im Sonnenschein wartet, dann fällt es leichter, die manchmal krummen Wege des Lebens zu gehen. Triff deine Entscheidungen selbst.

Affirmation

Wenn ich das dunkle Tal verlasse, finde ich den Weg ans Licht.

Mineralstoffe aus anderen natürlichen Vorkommen

Steinheilkunde

Uwarowit Aus der Familie der Granate, gehört er zu den wenigen Steinen, die diese Mineralien beinhalten. Körperlich wirkt er entzündungshemmend und entgiftend. Seelisch fördert er die Fähigkeit, sich an Schönem zu begeistern und die eigene Individualität zu leben.

Smaragd Die besondere grüne Farbe erhält er durch den Chromanteil. Auch er steht körperlich für die Heilung der Atemwege, begünstigt die Entgiftung und Entsäuerung. Seelisch sorgt er ebenso für die „Schlackenentfernung“ und unterstützt Offenheit und Aufrichtigkeit.

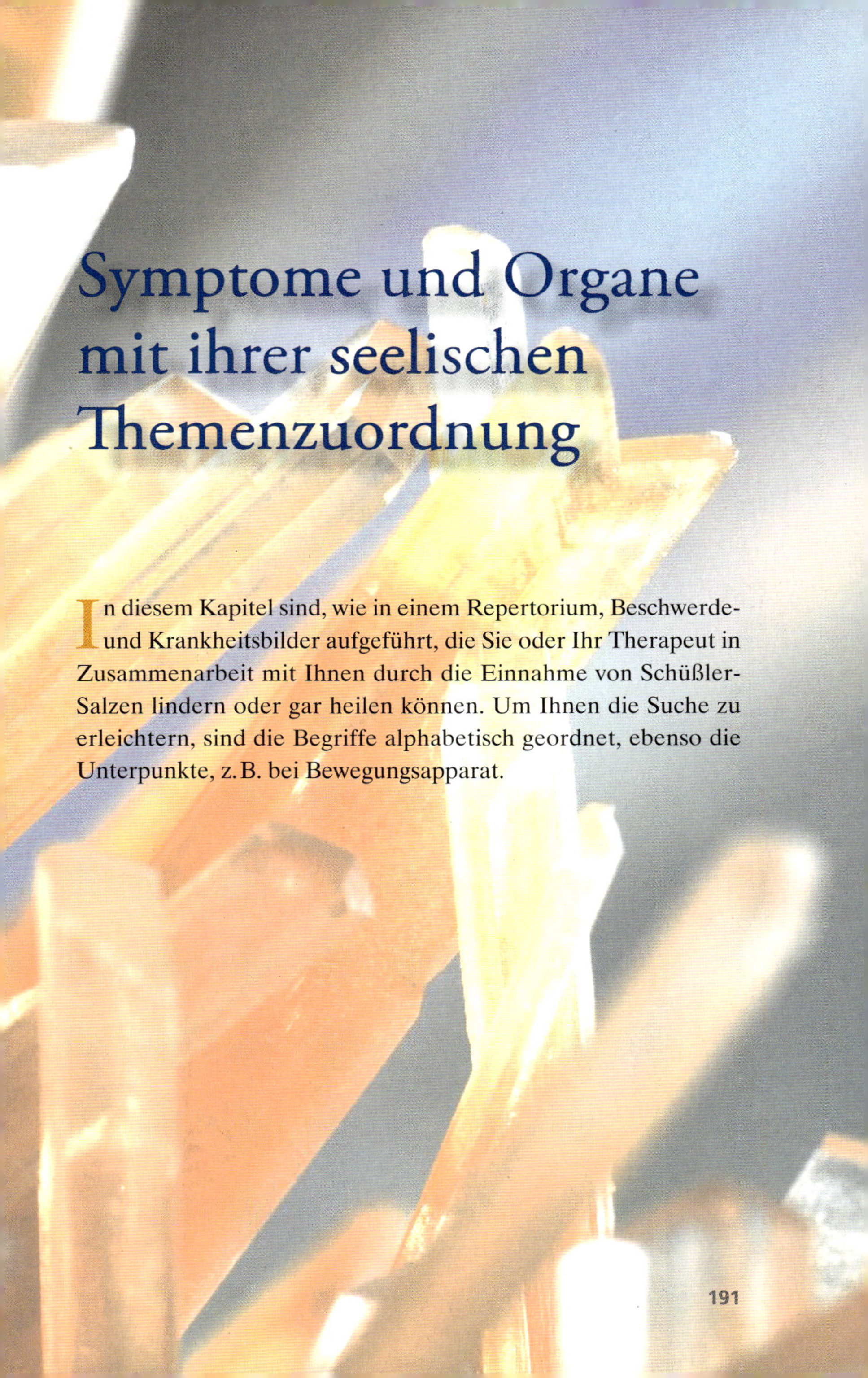

Symptome und Organe mit ihrer seelischen Themenzuordnung

In diesem Kapitel sind, wie in einem Repertorium, Beschwerde- und Krankheitsbilder aufgeführt, die Sie oder Ihr Therapeut in Zusammenarbeit mit Ihnen durch die Einnahme von Schüßler-Salzen lindern oder gar heilen können. Um Ihnen die Suche zu erleichtern, sind die Begriffe alphabetisch geordnet, ebenso die Unterpunkte, z. B. bei Bewegungsapparat.

Behandlung von Seele und Körper

Zu den wichtigsten Organen und Symptomen des Körpers beschreibe ich im Folgenden die seelisch-geistigen Themen, die Hintergrund für Beschwerden sein können. Ebenso werden Gefühlssituationen, die uns belasten können, erläutert. Dazu gebe ich Anwendungsvorschläge für die Schüßler-Salze, welche in diesen Fällen einzunehmen sind, um die Seele auf ihrem Weg zur Selbstheilung zu unterstützen und den Körper vor Krankheiten zu schützen, diese zu lindern oder zu heilen.

Das Erkennen von Krankheitsursachen

Folgendem gilt es nachzugehen:

- Die Mineralien sind im Defizit, deshalb sind wir körperlich und seelisch nicht in der Lage, adäquat auf unsere Umwelt zu reagieren.
- Durch bestimmte Erlebnisse sind wir in unseren Gefühlen stark beeinträchtigt, sodass Blockaden entstehen. Diese bringen den Transport der notwendigen Stoffe zum Erliegen und lösen die Entstehung von Beschwerden aus. Des Weiteren verbraucht der Körper zum Aufrechterhalten der Blockade so viel an Substanz, dass Beschwerden entstehen oder verstärkt werden.

In allen Fällen ist die Zufuhr der Schüßler-Salze entlastend für die Psyche, denn sie wirken stärkend und ausgleichend. Die Versorgung wird durch die Lieferung der sofort verwertbaren Mineralstoffe oder deren katalytisch regulierende Wirkung wiederhergestellt.

Behandlungsangaben zu den Schüßler-Salzen

Da seelische Beschwerden und ihre körperlichen Begleiterscheinungen nicht immer nach Ursache und Wirkung getrennt werden können, ist die konkrete Angabe der infrage kommenden Mineralsalze schwieriger als bei rein körperlicher Symptomatik.

Ich habe zu den einzelnen Beschwerden und Organen die nach meiner Meinung und Erfahrung anzuwendenden Schüßler-Salze angegeben. Außerdem erhalten Sie Hinweise, bei welchen Salzen Sie noch nachlesen können, ob die Angaben zu Ihrer Beschwerde passen und Sie sich in der Beschreibung wiedererkennen können.

Allergie

Die Allergie ist eine Abwehrreaktion des Organismus gegen von außen eindringende Stoffe, die er entweder nicht verarbeiten kann oder nicht als harmlos erkennt.

Neben der Beachtung von körperlichen Reaktionen lohnt es sich zu schauen, wo wir im Leben gegen den eigenen Willen handeln und Dinge zulassen oder abwehren, statt uns mit ihnen auseinanderzusetzen, wann wir uns gegen unsere Gefühle wehren und sie nicht annehmen. Hier ist die Klärung notwendig, ob wir tatsächlich den eigenen Weg gehen.

Wehren wir uns innerlich gegen andere Personen, können wir dies auf Tiere übertragen und entwickeln zum Beispiel eine Katzenallergie. Dann ist es wichtig, sich zu fragen: Was mag ich an anderen Menschen oder auch am Tier nicht? Wo sehe ich diese Eigenschaft in mir selbst? Verweigere ich sie oder lebe ich sie im Übermaß und kann das Spiegelbild im Gegenüber nicht ertragen? Was ich am anderen nicht sehen kann, ist ein Hinweis auf innere Themen. Ist eine ähnliche Situation in der Vergangenheit vorgekommen? War ich durch ein solches Verhalten einmal sehr verletzt?

Seelisch spielt Angst oder die Suche nach Berührung eine Rolle. Manchmal kann es mit Erlebnissen oder Gefühlen gekoppelt sein, wenn beispielsweise ein Kind den direkten Kontakt nur über Prügel erfahren hat. Dann kann es sowohl Angst vor Berührung haben, sie aber gleichzeitig auch ersehnen, weil dies die einzige Form der Berührung war, die es kennengelernt hat.

Berührung bei allen Problemen der Haut ist ein großes Thema: Angst berührt zu werden oder auch nicht berührt zu werden, Angst enttäuscht und verletzt zu werden. Die Haut sagt: „Schau hin.“ Oder sie sagt: „Bleib mir von der Pelle.“

Diese Themen anzuschauen und zu bearbeiten kann die Allergie überflüssig machen.

Schüßler-Salze

- **Grundlage der Behandlung:** Nr. 2 Calcium phosphoricum, Nr. 4 Kalium chloratum
- **Bei Heuschnupfen sowie bei allen wässrigen Reaktionen und Absonderungen:** parallel die Nr. 8 Natrium chloratum anwenden
- **Zur Unterstützung bei Ängsten:** die Nr. 7 Magnesium phosphoricum einsetzen

Angst

Wir bringen ins Leben die Angst zu fallen mit und das Gespür dafür, dass uns Gefahr droht. Beides sind Grundlagen der Überlebenssicherung. Verstärken sich diese durch schlechte Lebenserfahrungen, kommen andere Ängste hinzu. Überlassen wir dem sich dann aufbauenden Angst-Ego die Führung, wird es immer mehr Dinge finden, vor denen wir uns schützen müssen. Doch wir können lernen, die Ursachen zu erkennen und wieder Vertrauen aufzubauen.

Das Vertrauen in sich selbst, die eigenen Fähigkeiten und die Richtigkeit des eigenen Seins geben Mut, neue Wege zu gehen. Die Angst nicht als Gegner zu betrachten, sondern als Wegweiser zur Auflösung von falsch interpretierten Erlebnissen, hilft uns, aus solchen Situationen wieder herauszukommen.

Schüßler-Salze

- **Grundlegend** sind Nr. 2 Calcium phosphoricum, Nr. 7 Magnesium phosphoricum, Nr. 22 Calcium carbonicum sinnvoll zur Stabilisierung
- **Zur besseren Differenzierung** lesen Sie folgende Mineralstoffbeschreibungen: Nr. 8 Natrium chloratum, Nr. 14 Kalium bromatum, Nr. 24 Arsenicum jodatum
- **Angst vor Herzerkrankungen und um die Gesundheit im Allgemeinen:** Nr. 13 Kalium arsenicosum

Angst zu verreisen

Wir haben das, was geschieht, nicht unter Kontrolle. Wir können nicht aussteigen, das Steuer übernehmen usw. Daher reagiert der Mensch mit Übelkeit, Erbrechen und Panik. Diese Menschen haben hundert und mehr Entschuldigungen, weshalb sie das nicht können und wieso es so schlimm ist. Doch allein die Aufgabe der Kontrolle hilft hier weiter. Demjenigen zu vertrauen, der das Gefährt bewegt, ist die einzige Lösung. Primär steht hier die Angst zu sterben dahinter.

Schüßler-Salze

- **Allgemein:** Nr. 7 Magnesium phosphoricum, Nr. 8 Natrium chloratum, Nr. 22 Calcium carbonicum
- **Sind die Beschwerden mit Schwäche kombiniert,** auch die Arsen-Salze auf Übereinstimmung prüfen: Nr. 13 Kalium arsenicosum, Nr. 24 Arsenicum jodatum

Panik

Sie entwickelt sich aus der unbearbeiteten Angst und führt dazu, dass der Mensch normale Situationen im Leben nicht mehr aushalten kann oder sie so fürchtet, dass er sich ihnen nicht mehr aussetzt. Wenn er allein schon daran denkt, folgen Nervosität,

Schweißausbrüche bis hin zu Zittern und der Unfähigkeit sich zu bewegen.

Die Angst, etwas nicht zu schaffen, entstammt oft der Kindheit. Hier kann überbehütetes Verhalten der Mutter dafür gesorgt haben, dass das Kind kein Vertrauen zu sich und seinen Fähigkeiten entwickelt hat. Traumatische Situationen können solche Ängste bis hin zur Panik ebenso auslösen wie verstärken.

Schüßler-Salze

- Nr. 2 Calcium phosphoricum, Nr. 6 Kalium sulfuricum, Nr. 7 Magnesium phosphoricum, Nr. 19 Cuprum arsenicosum

Lesen Sie ebenso dazu: Nr. 21 Zincum chloratum

Ärger, Wut, Zorn

Alle negativen Gefühle sammeln sich im Leberhaushalt und im Solarplexus. Sie stören den Stoffwechsel und lassen uns die positiven Dinge des Lebens nicht mehr sehen und fühlen. Je länger wir solche Gefühle zulassen, desto mehr werden wir körperliche Beschwerden im Oberbauch bekommen und unsere Lebensstimmung wird immer weiter ins Negative gezogen.

Wenn uns etwas nicht passt, was ein anderer tut, dann tritt eines dieser Gefühle auf. Fragen wir uns: Wieso passt uns das nicht? Warum können wir den Wunsch oder die Meinung des Gegenübers nicht einfach so stehen lassen? Was spiegelt er uns, das wir noch zu bearbeiten haben?

Lassen wir die Sonne wieder in uns herein und öffnen wir uns dem Licht der Welt. Nutzen wir diese Gelegenheiten, um in uns zu klären, was noch zu bearbeiten ist. Wo sind noch alte Muster, die uns behindern? Die Gefühle helfen uns, sie zu erkennen und dann auch zu lösen. Denn meist stecken längst vergessen geglaubte Verletzungen dahinter, weshalb wir so reagieren.

Schüßler-Salze

Wut und Zorn: Nr. 6 Kalium sulfuricum, Nr. 7 Magnesium phosphoricum, Nr. 17 Manganum sulfuricum, Nr. 19 Cuprum arsenicosum

Ärger, sauer sein: Nr. 9 Natrium phosphoricum, Nr. 18 Calcium sulfid, Nr. 22 Calcicum carbonicum, Nr. 23 Natrium bicarbonicum

Arteriosklerose

Die Ablagerungen in den Adern zeugen nicht nur von falschem Lebenswandel. Macht uns das Leben innerlich starr, weil wir uns starr machen, und geben wir dem freien Fluss nicht die Chance, uns zu versorgen, sondern bauen Verengungen und Blockaden ein, dann leben wir nicht nach unseren Gefühlen und gehorchen nicht dem, was uns guttut. Hier fehlt oft Freude am Leben, man nimmt alles zu ernst und sieht überall nur die Barrieren statt der Möglichkeiten. Mehr auf die innere Stimme hören und schlechte Gewohnheiten ablegen kann lösend wirken.

Auf der seelischen Ebene ist es hier gut zu erkennen, wieso wir nicht im Fluss mit unserem Leben sind, wo wir Energien blockieren und im wahrsten Sinne „verknöchern". Auch das Verhalten gegenüber den Mitmenschen ist davon geprägt. Oft sind diese Menschen herrisch und wenig kommunikativ oder wenig kompromissbereit.

Legen wir alte Muster ab und werden wir wieder geschmeidig.

Schüßler-Salze

- Nr. 2 Calcium phosphoricum, Nr. 4 Kalium chloratum, Nr. 7 Magnesium phosphoricum, Nr. 11 Silicea, Nr. 23 Natrium bicarbonicum

Arthrose

Der Mensch ist nicht mehr im Fluss, er baut sich mit seinen Ablagerungen selbst Blockaden, die seine seelisch-geistige Entwicklung hemmen. Der Wille, dass alles nach seiner Pfeife tanzen muss, die Unbeugsamkeit gegenüber dem Schicksal – all das fordert seinen Tribut und macht steif und ungelenkig. Dies führt zu Knorpelschäden und Verschleiß.

Oft muten sich diese Menschen auch zu viel zu, um eine Vormachtstellung zu behalten, sich vor anderen zu beweisen und stets als der Beste dazustehen. Der Fluss, der die Gelenke schmiert, trocknet ein und die dort platzierten Ablagerungen bauen den Knochen um und machen schließlich die Bewegung unmöglich. Die genannten Themen ergänzen sich mit den Hintergründen, die bei den jeweiligen Gelenkbereichen genannten sind.

Schüßler-Salze

- Nr. 1 Calcium fluoratum, Nr. 2 Calcium phosphoricum, Nr. 8 Natrium chloratum, Nr. 9 Natrium phosphoricum, Nr. 11 Silicea, Nr. 16 Lithium chloratum, Nr. 23 Natrium bicarbonicum

---

Arthritis

Dies ist die entzündliche und schmerzhafte Form der Arthrose.

Schüßler-Salze

- Nr. 3 Ferrum phosphoricum, Nr. 8 Natrium chloratum, Nr. 13 Kalium arsenicosum, Nr. 16 Lithium chloratum

---

Rheuma

Das Wort stammt aus dem Griechischen und bedeutet so viel wie fließender Schmerz, was eine gute Beschreibung für das

Beschwerdebild ist. Meist wandern die Schmerzen und treten in den Gelenken oder in der Muskulatur auf. Verklebungen der Gewebe und Ablagerungen spielen eine Rolle. Die zu betrachtenden Hintergründe können nach Lage der Beschwerden den einzelnen Gelenkbereichen zugeordnet werden.

Insgesamt ist die Selbstbetrachtung wichtig, um zu erkennen, wo das Leben staut. Wo geht man nicht nach eigenem Gefühl, sondern legt sich Steine in den Weg? Wo müssen Blockaden abgebaut werden?

Reinigung und Entschlackung ist das wichtigste Thema, um körperlich und seelisch neue Bewegung ins Leben zu bringen. Machtverlangen und Bewertung von Menschen und Situationen erschweren das Leben. Auf sich und andere sauer sein fördert die Ablagerungen. Die Opferhaltung und das Denken, die anderen seien schuld, gilt es zu überprüfen.

Schüßler-Salze

- Nr. 4 Kalium chloratum, Nr. 7 Magnesium phosphoricum, Nr. 8 Natrium chloratum, Nr. 9 Natrium phosphoricum, Nr. 11 Silicea
- **Je nach Intensität sind folgende Salze im Wechsel nützlich:** Nr. 13 Kalium arsenicosum, Nr. 16 Lithium chloratum, Nr. 20 Kalium aluminium sulfuricum, Nr. 23 Natrium bicarbonicum, Nr. 25 Aurum chloratum natronatum

Asthma

Das Ungleichgewicht zwischen Annehmen und Abgeben blockiert den freien Fluss der Atmung. Ein „Nicht-genug-Bekommen“ macht uns zu für die aktive Aufnahme von Sauerstoff. Wir wollen etwas haben, meist im Unbewussten die Liebe der Mutter. Nehmen wir uns jedoch selbst in die Arme und wenden uns der Liebe in unserem Herzen zu, benötigen wir nichts anderes mehr.

Das „Nicht-alles-Abgeben" ist die häufigste Ursache für Asthma und lässt nichts Neues herein, weil wir das Alte nicht abgeben. Die Angst, nichts mehr zu haben und die Angst vor dem Verlust dessen, was man besitzt, verhindert das Abgeben. Der automatische Atemzyklus wird blockiert. Der Mensch denkt, er hat die Kontrolle über den Atem und muss sie auch haben. Entwickelt er wieder Vertrauen, dass alles von allein funktioniert, so wie es für ihn richtig ist, hilft ihm dies loszulassen und den Atemrhythmus wieder frei fließen zu lassen.

Geben wir jedoch aus freiem Herzen, wird die Quelle nie leer. Atemübungen sind besonders hilfreich, da wir lernen, gezielt ein- und auszuatmen. Machen wir uns bewusst, dass wir immer mit der universellen Quelle unserer Kraft verbunden sind.

Schüßler-Salze

- Nr. 2 Calcium phosphoricum, Nr. 4 Kalium chloratum, Nr. 24 Arsenicum jodatum
- **Asthma nervosum:** Nr. 14 Kalium bromatum
- **Mit Verkrampfung:** Nr. 7 Magnesium phosphoricum, Nr. 19 Cuprum arsenicosum

Augen

Die Augen sind als Sinnesorgan in der chinesischen Lehre der Leber zugeordnet, sodass bei allen Augenerkrankungen die Leberthemen zu betrachten sind.

Seelisch-geistig gilt es anzuschauen: Vor was verschließt man die Augen, wo will man nicht hinschauen? Wollen wir nicht das Naheliegende betrachten, werden wir weitsichtig. Wollen wir nicht vorausschauend im Vertrauen leben, werden wir kurzsichtig.

Bewahren wir „einen klaren Blick" bedeutet das, die Dinge so zu sehen, wie sie sind. Keine Interpretation hilft uns über die tatsächliche Wahrnehmung hinweg, keine Illusion bringt uns weiter.

Je klarer wir in uns hineinspüren, desto klarer sind unser Weg und auch unser Auge. Ein guter Merksatz ist: „Ich sehe alles und dann entscheide ich, ob es mir gefällt."

Schüßler-Salze

- Nr. 1 Calcium fluoratum, Nr. 6 Kalium sulfuricum, Nr. 17 Manganum sulfuricum

Bewegungsapparat

Schüßler-Salze

Allgemein für alle Knochen- und Gelenkerkrankungen:

- **Beweglichkeit und Polsterung:** Nr. 8 Natrium chloratum
- **Elastizität und Flexibilität:** Nr. 1 Calcium fluoratum, Kraft und Ruhe: Nr. 2 Calcium phosphoricum
- **Stärke und Sanftheit:** Nr. 22 Calcium carbonicum
- **Struktur und Reizleitung:** Nr. 11 Silicea

Arme, Schultern

Haben wir Beschwerden an den Armen, Händen und Schultergelenken, so spielen bei der Ursachenforschung die Themen Arbeit und Liebe eine Rolle.

Festhalten und loslassen, anfassen, umarmen, spielen, tragen und heben sind die wichtigsten Funktionen. Können wir uns und andere nicht in Liebe umarmen, werden wir Schwäche in den Armen auslösen. Fühlen wir uns verletzt und sind beleidigt oder können wir jemanden nicht anfassen und berühren, kann sich das mit Hautproblemen an den Armen und mit Muskelschwäche bemerkbar machen. Können wir nicht geben, wird die rechte Seite betroffen sein; haben wir Schwierigkeiten zu nehmen, ist es die linke Seite.

Fragen wir uns bei rechtsseitigen Problemen auch, ob uns manches zu viel wird. Wollen wir allen gerecht werden und vergessen uns selbst? Andererseits sind diese Fragen wichtig: Halte ich mich für fähig? Zweifle ich an meinen Kenntnissen und sehe mich der Aufgabe nicht gewachsen? Mache ich mir dann bewusst, dass ich die Kraft habe, wird es meinen Körper heilen.

Bei linksseitigen Problemen sollten wir prüfen, ob wir nur geben. Tun wir zu viel für andere und vergessen uns selbst? Wenn jemand nett zu uns ist, sagen wir oft: „Das wäre doch nicht nötig gewesen." Wir schätzen uns und unsere Leistung für andere zu gering.

Schüßler-Salze

Zusätzlich zu den allgemeinen Salzen:

- **Entspannung:** Nr. 7 Magnesium phosphoricum, Nr. 19 Cuprum arsenicosum

Nacken, Schultern

Was laden wir uns auf? Was sitzt uns im Genick? Welche Dinge gehören zu uns und welche können oder müssen wir abgeben? Wo glauben wir, dabei sein und regeln zu müssen? Wo geht es nicht ohne uns? Wo halsen wir uns Dinge auf, um zu beweisen, wie gut wir sind?

Hören wir damit auf und tragen nur das, was uns gehört, dann wird es leicht in unseren Schultern.

Den Schulterschluss kannte man früher vor allem, wenn es um Kampfgenossen ging. Man „stand fest zusammen", fügte sich in einer Gemeinschaft ein und war in dieser stark. Heute kennen wir leider nur allzu oft das Mobbing, während das Miteinander im Konkurrenzkampf häufig untergeht. Lernen wir hingegen wieder, Schulter an Schulter durchs Leben zu gehen, wird vieles einfacher, und ohne Machtkampf sind wir in der Gemeinschaft erfolgreicher.

Lassen wir die Schultern hängen, ist das ein Zeichen aufgegeben zu haben. Die Schultern symbolisieren den Kontakt zur Umwelt. Wollen wir keinen Kontakt und keine Reibung, dann ziehen wir die Schultern nach vorne und spielen „Rückzug ins Schneckenhäuschen“. Dies zeigt einen Menschen mit wenig Selbstbewusstsein. Ein solches Verhalten hat mit der Zeit erhebliche Auswirkungen auf den Körper: Der Brustkorb wird eingeengt, wir nehmen uns selbst die Luft zum Atmen, der Rücken wird krumm, d. h. wir beugen uns ohne Selbstkontrolle dem Schicksal.

Schüßler-Salze

Zusätzlich zu den allgemeinen Salzen:

- Nr. 12 Calcium sulfuricum, Nr. 19 Cuprum arsenicosum

Beine, Füße

Die Fortbewegung erfolgt über unser „Fahrgestell“. Daher sind alle Blockaden des körperlichen wie seelisch-geistigen Vorwärtsgehens im Leben mit den Beinen verbunden.

Schüßler-Salze

- **Mut zur Abgabe:** Nr. 13 Kalium arsenicosum
- **Auflösung:** Nr. 16 Lithium chloratum

Hüften

Wie geht es weiter – fragt die Hüfte und bleibt steif und starr, wenn sie keine Antwort bekommt. Stimmt die Statik unseres Körpers und unseres Lebens nicht, wird unser Weg uneben und wir machen uns Sorgen um die Zukunft. Die Polster der Knorpel werden abgescheuert und an diese Stelle setzt der Körper Ablagerungen, um die Hüfte steif zu machen. „Was sich nicht bewegt, tut nicht weh“, denkt der Körper.

Aber das entspricht nicht unseren wahren Wünschen. Wir wollen ja in unserem tiefsten Inneren auch weitergehen, doch unser Sicherheitsbedürfnis steht im Weg. Machen wir uns klar, dass der Tod das einzig Sichere im Leben ist, können wir die Zukunft im richtigen Vertrauen auf uns zukommen lassen.

Schüßler-Salze

Zusätzlich zu den allgemeinen Salzen:

- **Vertrauen:** Nr. 25 Aurum chloratum natronatum
- **Aktivität:** Nr. 21 Zincum chloratum

Knie

Die zu den Knien gehörenden seelisch-geistigen Themen haben mit dem Beugen zu tun. Sie zeigen, ob wir „in Demut annehmen". Wobei hier nicht die christliche Demut des Sich-Unterwerfens gemeint ist, sondern der wirkliche Sinn der Demut symbolisiert ist: „annehmen, was kommt" im tiefen Vertrauen. Beuge ich mich ohne Groll, so handle ich in Hingabe an das Leben. Fehlt das Vertrauen, kann man sich nicht dem Fluss der Dinge überlassen. Wir leben dann im „Stop and go" und belasten die Gelenkschmiere und die Knorpel.

Schüßler-Salze

Zusätzlich zu den allgemeinen Salzen:

- **Annehmen:** Nr. 15 Kalium jodatum

Ischialgie

Zentrale Themen der Stabilität im Leben – Finanzen und Sexualität sind hier angesprochen – befinden sich in einem aktuellen Konflikt und sollten geklärt werden. Macht man zu viel oder zu wenig in diesen Bereichen? Hat man Rückschläge erfahren, musste man

Kritik einstecken oder hat man gar seinen Job verloren, erfolgen Verschiebungen der Lendenwirbel und des Kreuzbeins, kann das häufig zur Einengung des Ischiasnervs und zu Bandscheibenvorfällen führen.

Arbeitet man zu viel, weil man denkt, „es reicht nie“, oder fühlt man sich in einer Situation als Versager, ist ebenfalls der untere Rücken betroffen. Man glaubt, nicht mehr, „seinen Mann stehen“ zu können. Gleiche Hintergründe können in finanziellen und sexuellen Themen vorkommen. Vertrauen in das Schicksal aufbauen – das ist das Wichtigste!

Schüßler-Salze

- Nr. 5 Kalium phosphoricum, Nr. 7 Magnesium phosphoricum, Nr. 15 Kalium jodatum, Nr. 19 Cuprum arsenicosum

Knochen

Sie stehen für die Stärke, die wir im Leben wie in der Bewegung brauchen, und für die Kraft, die unseren Körper trägt. Zeigen die Knochen Schwäche, trauen wir uns nicht zu, das Leben zu meistern. Wir erlauben dann, dass uns Situationen und Menschen beeinträchtigen und brechen, statt auf unsere innere Stimme zu hören und andere Lösungen zu suchen. Verbiegt sich die Wirbelsäule, so beugen wir uns Situationen, die nicht gut für uns sind. Diese können sowohl in der Beherrschung als auch in der Unterwerfung zu finden sein.

Schüßler-Salze

- Nr. 1 Calcium fluoratum, Nr. 2 Calcium phosphoricum, Nr. 7 Magnesium phosphoricum, Nr. 11 Silicea, Nr. 22 Calcium carbonicum

Blase

Sie ist das Ausscheidungsorgan eines paarigen Systems, der Nieren. Daher haben wir einen Bezug zu Paar-Themen. Das kann der Partner sein, aber auch jeder Mensch, mit dem wir in Beziehung treten.

Fragen wir uns: Habe ich das bekommen, was ich will? Habe ich meine Wünsche klar ausgedrückt? Halte ich mich zurück und ärgere mich dann über das, was nicht passiert? Frustration ist häufig ein Anlass für Beschwerden. Erwartungshaltungen behindern uns. Denn nicht geäußerte Erwartungen kann ein Gegenüber nicht erfüllen, also ist die Enttäuschung vorprogrammiert. Sage ich, was ich will, dann hat der andere die Chance zu entscheiden, ob er unseren Wünschen entsprechen kann. Lassen wir ihm dann noch die Entscheidung offen, auch einmal nein zu sagen, dann sind wir Partner. Sonst führen wir einen Machtkampf und die Blase antwortet uns.

Wollen wir alles unter Kontrolle halten, neigen wir zu Machtspielen. Die Kontrolle behalten spielt insbesondere bei Inkontinenz eine große Rolle. Sind wir in der ständigen Anspannung, versagt der Schließmuskel uns seinen Dienst.

Lernen wir Geduld mit uns und dem Gegenüber, macht uns das frei. Gehen wir in die Partnerschaft statt in den Kampf, können wir wieder frei entscheiden. Das Loslassen alter Muster ist die seelische Spülung, die wir körperlich durch vermehrtes Trinken heilungsunterstützend einsetzen.

Schüßler-Salze

- Nr. 4 Kalium chloratum, Nr. 6 Kalium sulfuricum, Nr. 8 Natrium chloratum
- **Bei Entzündungen zusätzlich:** Nr. 3 Ferrum phosphoricum
- **Bei Schwäche:** Nr. 1 Calcium fluoratum, Nr. 20 Kalium aluminium sulfuricum

Blut

Der Lebenssaft und seine Funktionalität sind von vielen Faktoren abhängig. Hier spielt die Zufuhr von Nährstoffen eine wichtige Rolle und die Funktion der Mark enthaltenden Knochen.

Aus diesen Bereichen bündeln sich die dem Blut zuzuordnenden Grundthemen: Nehme ich das Leben voll und ganz an? Versorge ich mich körperlich und seelisch mit allem, was ich brauche? Sorge ich für den Erhalt meiner Kraft und Energie?

Gehe ich an meinen Bedürfnissen vorbei und sehe ich in mir selbst nicht die Quelle meines Lebens und meiner Erfüllung, schädige ich mich und meinen Lebensantrieb. Lernen wir unsere wahren Bedürfnisse zu erkennen und sie in allen Bereichen zu erfüllen, werden wir von der Kraft des Lebens durchströmt und versorgen uns mit allem, was wir benötigen.

Sind speziell die weißen Blutkörperchen betroffen, ist unser Abwehrsystem geschädigt. Wir können uns gegen „Feinde" von außen nicht mehr verteidigen. Das sind auf der körperlichen Ebene Bakterien, Viren usw., wodurch eine Anfälligkeit für Infektionen entsteht. Darüber hinaus ist es wichtig, unsere Schutzzone zu betrachten: Wo lassen wir uns emotional oder geistig angreifen? Wo lassen wir Angriffe zu sehr an uns heran? Weshalb verteidigen wir unsere eigene Position und unsere Wünsche nicht?

Bei einer Bluterkrankung sterben wir praktisch ein Stück. Ursachen können darin liegen, dass wir glauben, das Leben nicht verdient zu haben; wir leben es nicht in seiner Gänze. Oder wir rechnen uns die Schuld an einer Krankheit oder dem Tod einer anderen Person an. Durch die Bluterkrankung tragen wir dann praktisch ein Stück (eingebildeter) Schuld ab.

Außer direkten persönlichen Themen spielen hier systemische sowie pränatale Fragen eine Rolle, deren Zusammenhang in Aufstellungs- und Traumaarbeit erkannt und gelöst werden kann.

Schüßler-Salze
• **Generell:** Nr. 2 Calcium phosphoricum, Nr. 5 Kalium phosphoricum, Nr. 8 Natrium chloratum
• **Störung der roten Blutkörperchen:** zusätzlich Nr. 3 Ferrum phosphoricum, Nr. 17 Manganum sulfuricum, Nr. 26 Selenium
• **Störung der weißen Blutkörperchen:** zusätzlich Nr. 4 Kalium chloratum, Nr. 19 Cuprum arsenicosum, Nr. 21 Zincum chloratum

Blutdruck

Hoher Blutdruck

Leistung und Verantwortung sind ein zentrale Themen: „Bin ich gut genug?“, „leiste ich genug?“, „erfülle ich die Voraussetzungen?“, „könnte ich es noch besser machen?“ Alles Fragen, die den Menschen in Beruf und Partnerschaft bewegen. Wir leben von der Resonanz; ist sie nicht vorhanden oder negativ, schadet es uns, wenn wir uns selbst und unserer Leistung nicht sicher sind. Sind wir uns jedoch unserer selbst sicher, machen wir uns keinen Druck mehr. Wir können nicht jedem gerecht werden und müssen auch nicht jedem die Verantwortung abnehmen.

Prüfen wir lieber, wann und wo wir unsere eigenen Bedürfnisse verdrängen. Statt die Probleme in uns zu lösen, versuchen wir im Außen zu agieren. Doch egal, was wir tun – dass uns von außen jemand sagt, wie gut wir sind, ist kein Ersatz dafür, dass wir unseren eigenen Wert selbst erkennen.

Niedriger Blutdruck

Er kann Zeichen dafür sein, sich dem Druck nicht auszusetzen, sich nicht mit der anstehenden Lebenssituation auseinandersetzen zu wollen. Hier ist es sinnvoll, die Vermeidungshaltung aufzugeben.

Schüßler-Salze

- **Hoher Blutdruck:** Nr. 2 Calcium phosphoricum, Nr. 4 Kalium chloratum, Nr. 7 Magnesium phosphoricum
- **Lesen Sie auch:** Nr. 14 Kalium bromatum
- **Niedriger Blutdruck:** Nr. 2 Calcium phosphoricum, Nr. 4 Kalium chloratum, Nr. 5 Kalium phosphoricum, Nr. 7 Magnesium phosphoricum

Burn-out

Man könnte meinen, dass dies eine Modekrankheit ist, wenn man hört, wie flächendeckend diese Diagnose gestellt wird. Erschreckend, dass in einer Zeit des Friedens und des Wohlstandes die Menschen nicht glücklich und zufrieden, sondern zunehmend ausgebrannt und lustlos sind.

Für mich ist dieser Zustand eine Kombination aus vielen Komponenten: Ewiger Konsumdrang, stets der Beste und immer perfekt sein zu wollen, aus dem Gefühl zu handeln, „es ist noch nicht genug" und sich mental unter Druck zu setzen. Dies alles – kombiniert mit unzureichender Nährstoffversorgung, hoher Reizüberflutung, falschem Zeitmanagement und fehlenden wirklichen Ruhephasen – summiert sich und treibt uns seelisch, geistig und schließlich auch körperlich in eine totale Erschöpfung. Im Privatleben läuft ebenfalls ein beständiges Leistungsprogramm, überall versucht man zu funktionieren und fast alles läuft den eigenen, inneren Wünschen davon.

Organisieren Sie Ihr Leben neu, lernen Sie nur das im Kopf zu planen, was auch in die zur Verfügung stehende Zeit passt. Der Kopf regiert das Muster „Du musst mehr leisten". Ihm gilt es Einhalt zu gebieten und wirklich wahrzunehmen, was möglich ist und was nicht. Schaffen Sie sich Freiräume, die Sie in der Natur oder in Stille verbringen. Machen Sie möglichst oft den Fernseher aus und seien Sie über die modernen Medien nicht „auf Dauerbetrieb“ geschaltet.

Schüßler-Salze

- Nr. 2 Calcium phosphoricum, Nr. 5 Kalium phosphoricum, Nr. 7 Magnesium phosphoricum, Nr. 16 Lithium chloratum, Nr. 17 Manganum sulfuricum, Nr. 26 Selenium

- **Lesen Sie auch:** Nr. 19 Cuprum arsenicosum, Nr. 21 Zincum chloratum, Nr. 25 Aurum chloratum natronatum

Darm

Hier fällt die Entscheidung: „Die Guten ins Kröpfchen, die Schlechten ins Töpfchen.“ Von allem, was wir zu uns nehmen, müssen wir hier sortieren, was wir behalten und was wir als Müll abgeben. Können wir uns schlecht trennen und lassen nicht los, dann bleibt zu viel in unserem Organismus (körperlich und auch seelisch). Es staut, macht Beschwerden und wir resorbieren Giftstoffe zurück in den Körper. Das heißt nichts anderes, als dass wir uns selbst vergiften, wenn wir das Alte und Verbrauchte nicht abgeben.

Bei Neigung zu Durchfall ist zu fragen: Wieso nehme ich nicht das auf und halte nicht das, was ich ja schon habe? Warum sorge ich nicht gut für mich? Oder: Wo sch… ich drauf?

Wenn das, was an mich herangetragen wird, nicht für gut befunden und einer Auseinandersetzung nicht für wert befunden wird, tritt es wieder aus. Diese Menschen werten gerne andere ab, sie sagen: „Das brauche ich nicht, das ist mir egal.“ Wird nichts mehr für gut genug angesehen, um es zu behalten, behält auch der Körper nichts mehr.

Der Dickdarm steht im Zusammenhang mit Zwangshaltungen aus dem Gefühl heraus, nicht gut genug zu sein. Diese Menschen sind oft mit Schuldgefühlen belastet. Geben Sie sich also die Erlaubnis gut zu sein, so wie Sie sind! Das Gleichgewicht zwischen aufnehmen und abgeben hilft uns hier weiter.

Schüßler-Salze

- **Allgemein:** Nr. 4 Kalium chloratum, Nr. 6 Kalium sulfuricum, Nr. 8 Natrium chloratum
- **Durchfall:** zusätzlich Nr. 3 Ferrum phosphoricum, Nr. 13 Kalium arsenicosum, Nr. 18 Calcium sulfid
- **Verstopfung:** zusätzlich Nr. 10 Natrium sulfuricum, Nr. 22 Calcium carbonicum
- **Spastische Verstopfung mit Durchfall wechselnd:** Nr. 21 Zincum chloratum
- **Nervöse Darmbeschwerden:** Nr. 7 Magnesium phosphoricum, Nr. 21 Zincum chloratum

Depressionen

Es besteht ein gestörtes Verhältnis zu sich und seiner Umwelt. Der Mensch sucht einen Weg, sich seinen aktiven Gefühlen nicht aussetzen zu müssen. Er will Dinge, die ihn stören, im Leben nicht äußern, nicht bearbeiten oder leben. Daher unterdrückt er seine Gefühle und Wünsche und leidet. Häufig sind es Aggressionen, die unterdrückt werden. Da ein enormer Energieaufwand notwendig ist, diese Verdrängung aufrechtzuerhalten, findet der Mensch nicht mehr die Kraft, seinen Alltag zu bewältigen. Hinzu kommt häufig ein Gedankenkarussell, aus dem er sich nicht befreien kann. Mit Hilfe von Gesprächen und Naturheilkunde kann man lernen, seine Gefühle anzunehmen, Belastendes loszulassen und mit sich liebevoll umzugehen.

Langfristige Behandlungen und die Reduzierung von Psychopharmaka sollten nur in Zusammenarbeit mit einem erfahrenen Therapeuten unternommen werden.

Mehrfach habe ich festgestellt, dass eine Depression durch Überbelastung mit Medikamenten erzeugt werden kann, z. B. Antibiotika. Dann läuft der Prozess genau umgekehrt: Der Körper wird in seiner Leistung durch den enormen Verbrauch von Substanzen, die er zur Verarbeitung der Arzneimittel benötigt, so belastet, dass keine Kraft mehr bleibt.

Leider wird inzwischen auch von vielen Menschen schlichte Unzufriedenheit und schlechte Laune als „Depri-Phase" bezeichnet. Dadurch entsteht der Eindruck einer Erkrankung, die gar nicht vorliegt. Vielmehr wird sie benutzt, um Aufmerksamkeit zu erlangen und sich Auszeiten zu genehmigen. Schade, denn machen wir uns das bewusst, sagen also, „ich will einen Tag Pause", würde das viel mehr bringen.

Machen wir uns immer wieder klar, wie schön das Leben in all seinen Facetten ist, fällt es uns leichter, solche Phasen auszugleichen.

Schüßler-Salze

- Nr. 2 Calcium phosphoricum, Nr. 5 Kalium phosphoricum, Nr. 8 Natrium chloratum, Nr. 16 Lithium chloratum, Nr. 26 Selenium
- **Lesen Sie auch:** Nr. 14 Kalium bromatum, Nr. 15 Kalium jodatum, Nr. 21 Zincum chloratum, Nr. 25 Aurum chloratum natronatum

Diabetes mellitus

Die Bauchspeicheldrüse ist für die Verarbeitung des „Süßen" verantwortlich. Daher ist bei dieser Erkrankung wichtig zu ergründen: Wo nehme ich das Süße des Lebens nicht an; wo versage ich mir Dinge, die ich will, und wo bin ich aus Gründen des Pseudo-Gewinns das „Opfer" meines Schicksals, statt etwas zu ändern? Machen wir uns unsere Wünsche bewusst und lassen sie nicht zu unerfüllten Sehnsüchten werden. Leider sind die unerfüllten Dinge oft mit Neid auf die anderen, die angeblich mehr haben, verbunden. Der Impuls, das eigene Leben zu ändern, ist häufig gering, und die materiellen Süßigkeiten werden zum Ersatz genommen, was natürlich der Bauchspeicheldrüse eher schadet.

Schüßler-Salze

- Nr. 4 Kalium chloratum, Nr. 7 Magnesium phosphoricum, Nr. 10 Natrium sulfuricum, Nr. 21 Zincum chloratum

Drüsen

Drüsen und Lymphe sind unsere Müllsortierer und Entsorger. Drosseln wir deren Motor zu stark, verrußt das System, es wird träge und transportiert nicht mehr zuverlässig. Wir konsumieren Falsches und bleiben seelisch und geistig nicht in Bewegung. Wir verarbeiten und trennen nicht nach brauchbar und unbrauchbar, sondern lagern ab. Sperren wir uns gegen die Abgabe, bleibt der Müll liegen. Vertrauen wir uns dem Fluss des Lebens an, werden die Stauungen aufgelöst.

Die Drüsen schwellen an, wenn wir das, was wir aufgenommen haben, nicht verarbeiten wollen und es mit Groll durch unser System jagen. Schauen wir in unser Selbst und erkennen, was wir wirklich brauchen, dann geben wir Überflüssiges ab und reinigen das System. Alte Emotionen, die wir nicht loslassen, lassen uns in unserem eigenen Sumpf (Lymphstauungen u. ä.) ersticken.

Schüßler-Salze

- Nr. 4 Kalium chloratum, Nr. 18 Calcium sulfid, Nr. 22 Calcium carbonicum

Erschöpfung → Geistige Erschöpfung

Galle → Leber

Geistige Erschöpfung

Siehe auch Burn-out

Glauben wir, alles rational regeln zu können und finden keinen Ruhepol mehr, dann leben wir an unseren wirklichen Wünschen vorbei. Nichts lässt sich wirklich erzwingen und jede Form der Überlastung wird letztlich Körper, Seele und Geist erschöpfen.

Lassen wir aber machen, statt selbst immer der Macher sein zu wollen, haben wir Vertrauen in das Schicksal, dass alles gut für uns geregelt wird, und tun wir, was wirklich notwendig ist, dann können wir in entspannter Ruhe zuschauen, wie sich unser Leben von selbst reguliert.

Schüßler-Salze
• Nr. 1 Calcicum fluoratum, Nr. 5 Kalium phosphoricum, Nr. 19 Cuprum arsenicosum

Haut

Hautprobleme und Pickel, aus denen Absonderungen austreten und die oft eitrig sind, haben ihre Ursachen vielfach im Säure-Basen-Haushalt und stellen ein Ungleichgewicht in der Nahrungsverarbeitung dar. Der Verzicht auf Süßes und viel tierisches Eiweiß hilft hier schnell.

Seelisch spielen Faktoren der Abgrenzung und des mangelnden Selbstbewusstseins eine Rolle. Sind die Absonderungen eitrig, erhebt sich die Frage, was aus der Haut will. Hier ist es hilfreich zu prüfen, wann und wo man Gefühle unterdrückt und Dinge ungesagt lässt.

In der Pubertät spielt die Auseinandersetzung mit der Umwelt eine große Rolle. Das Erwachsenwerden erfordert Position zu beziehen und in Beziehung zu treten. Hautprobleme signalisieren häufig: „Bleib mir vom Leib."

Grenzen und Kontakt

Wollen wir aus der Haut? Haut setzt Grenzen und stellt Kontakt her. Liegen in beiden Bereichen emotionale Blockaden, entwickeln wir Hautprobleme: weil wir uns besudelt fühlen, weil wir abwehren oder etwas nicht an uns heranlassen wollen. Es kann auch sein, dass wir uns unrein fühlen und nicht gelebte Gefühle ausscheiden. Gehen wir wieder liebevoll in Kontakt mit uns selbst und der Umwelt, kann unser Schutz nach außen gesunden.

Juckreiz

„Ich kann nicht raus aus meiner Haut"; „wer oder was kratzt mich oder: kratz mich nicht!" Diese Themen der Abgrenzung und Abwehr spielen eine Rolle. Themen der seelischen Hintergründe sind u. a.:

- Man ist nicht in der Lage, seine Aura zu schützen.
- Gefühle werden nicht von innen nach außen transportiert.

Schüßler-Salze

- **Allgemein:** Nr. 1 Calcium fluoratum, Nr. 11 Silicea, Nr. 21 Zincum chloratum
- **Ekzeme, Urtikaria** (Nesselfieber)**:** Nr. 1 Calcium fluoratum, Nr. 8 Natrium chloratum, Nr. 22 Calcium carbonicum, Nr. 19 Cuprum arsenicosum
- **Juckreiz:** Nr. 6 Kalium sulfuricum, Nr. 7 Magnesium phosphoricum, Nr. 17 Manganum sulfuricum, Nr. 20 Kalium aluminium sulfuricum

- **Neurodermitis** (Hauterkrankung mit Bläschenbildung)**:** Nr. 1 Calcium fluoratum, Nr. 6 Kalium sulfuricum, Nr. 8 Natrium chloratum, Nr. 11 Silicea, Nr. 21 Zincum chloratum
- **Pickel, Akne, Unreinheiten, Übersäuerung:** Nr. 4 Kalium chloratum, Nr. 9 Natrium phosphoricum, Nr. 11 Silicea, Nr. 19 Cuprum arsenicosum, Nr. 23 Natrium bicarbonicum
- **Psoriasis** (Schuppenflechte)**:** Nr. 1 Calcium fluoratum, Nr. 17 Manganum sulfuricum, Nr. 24 Arsenicum jodatum
- **Raue, trockene Haut:** Nr. 1 Calcium fluoratum, Nr. 8 Natrium chloratum, Nr. 20 Kalium aluminium sulfuricum

Herz

Drücken, Bedrücken und Erdrücken spüren wir im Herzen. Fühlen wir uns nicht geliebt oder nicht geachtet, spüren wir dort Zorn und Enttäuschung, die uns schwach machen. Heilung geschieht über Verzeihen und Versöhnung. Vergebung für uns und andere macht das Herz frei und offen. Damit wird das Herz wieder gestärkt.

Schüßler-Salze

- Nr. 2 Calcium phosphoricum, Nr. 5 Kalium phosphoricum, Nr. 7 Magnesium phosphoricum
- **Herzklopfen:** Nr. 2 Calcium phosphoricum, Nr. 17 Manganum sulfuricum

Husten

Reagiere ich gelassen auf meine Umwelt, werde ich nichts aufnehmen, was mir nicht passt. Stelle ich mir aber Fragen wie: „Wem huste ich etwas?“ oder: „Was muss ich ausspucken?“, dann sollten wir uns auf die Suche nach der Ursache machen.

Der Husten ist das Zeichen dafür, dass sich ein Zustand aufgelöst hat, welcher uns nicht gepasst hat und wir das Angesammelte rauswerfen müssen. Oft sagen wir aber nicht, was wir denken und fühlen, dann kann das „Material“ vor sich hingammeln; das Ergebnis ist die eitrige Bronchitis mit reichlich Husten, denn der Körper muss nun die Unfähigkeit, sich zu äußern, ausbaden.

Trockener Husten wiederum kann auch bedeuten, dass man sich bemerkbar machen will: „Hör mir zu.“

Schüßler-Salze

- Nr. 3 Ferrum phosphoricum, Nr. 4 Kalium chloratum, Nr. 6 Kalium sulfuricum, Nr. 11 Silicea
- **Kommen auch in Frage:** Nr. 12 Calcium sulfuricum, Nr. 22 Calcium carbonicum, Nr. 27 Kalium bichromicum
- **Trockener Husten:** Nr. 8 Natrium chloratum, Nr. 18 Calcium sulfid, Nr. 20 Kalium aluminium sulfuricum

Ischialgie → Bewegungsapparat

Knochen → Bewegungsapparat

Kopf

Bereitet uns der Kopf Beschwerden, stehen wir im Ungleichgewicht zwischen emotionalen und rationalen Themen und den damit verbundenen Entscheidungen. Der Satz, der oft zu hören ist, nämlich „ich halte es im Kopf nicht mehr aus“, zeugt davon. Der Mensch verlässt sich nicht auf seine innere Wahrheit, sondern grübelt und hält am Problem fest. Dadurch gerät er in eine ständige Überlastung und verursacht so den Kopfschmerz.

Auch wenn wir den Kopf als Schaltzentrale empfinden, sollten die wichtigen Dinge nach dem inneren Gefühl entschieden werden.

Alles, was wir rational mit Druck durchsetzen oder durchsetzen wollen, ist meist nicht von Erfolg gekrönt. Wenn doch, dann ist ein wesentlich höherer Energieeinsatz vonnöten. Dinge, die aus unserer inneren Wahrheit entschieden werden, fließen uns zu und erledigen sich wie von selbst. Sie *geben* uns Energie und verbrauchen keine. Häufig führt auch Überlastung zu Beschwerden. Hier gilt es, das Zeitmanagement zu überprüfen und zu klären, wo und wann man sich zu viel zumutet.

Kopfschmerzen

Schüßler-Salze

- **Allgemein:** Nr. 2 Calcium phosphoricum, Nr. 7 Magnesium phosphoricum, Nr. 19 Cuprum arsenicosum
- **Konzentrationsstörungen:** Nr. 1 Calcium fluoratum, Nr. 5 Kalium phosphoricum
- **Neuralgische Kopfschmerzen:** Nr. 21 Zincum chloratum
- **Siehe auch:** Nr. 15 Kalium jodatum, Nr. 16 Lithium chloratum

Schwindel

Der Mensch kann sich nicht entscheiden, schwankt hin und her zwischen seinen Wünschen und oft unklaren Vorstellungen. Veränderungen fallen schwer, man will das Alte behalten und gleichzeitig doch etwas Neues. Man sollte lernen, das Idealbild der Realität anzupassen und seine Wünsche zu konkretisieren.

Schüßler-Salze

- Nr. 2 Calcium phosphoricum, Nr. 20 Kalium aluminium sulfuricum, Nr. 21 Zincum chloratum, Nr. 22 Calcium carbonicum

Migräne

„Ich mach mir keinen Kopf" ist ein guter Wahlspruch. Die Überfülle an Aufgaben, die wir glauben erledigen zu müssen, ist zu groß. Der Körper zieht uns aus dem Verkehr, er will Ruhe, kein Licht usw. Der Druck hört auf, sobald ich mir erlaube, eine Auszeit zu nehmen und auch mal nein zu sagen.

Einseitige Migräne hat ihren Ursprung im Gefühlsfeld des Leberhaushaltes; vergleiche die Themen bei Leber.

Schüßler-Salze

- Nr. 2 Calcium phosphoricum, Nr. 7 Magnesium phosphoricum, Nr. 19 Cuprum arsenicosum, Nr. 22 Calcium carbonicum
- **Bei einseitiger Migräne:** zusätzlich Nr. 6 Kalium sulfuricum

Leber und Galle

Galle

Früher sprach man von schwarzer Galle, dem von schlechten Gefühlen vergifteten Saft, der geklärt und ausgeschieden werden muss. Wut, Ärger und ähnlich negative Gefühle ballen sich in der Galle zusammen und machen uns aggressiv. Wenden wir uns aber der Liebe zu uns selbst zu, können wir auch unser Umfeld liebevoll erkennen und unsere Galle reinigen. Hier helfen in der Nahrung Bitterstoffe, denn sie wirken klärend auf Körper und Seele, machen uns wieder frei und fröhlich.

Leber

Positives und Negatives verarbeiten und leben ist dem Verarbeitungsprozess der Leber vergleichbar. So wie im Stoffwechsel die Leber alles Verwertbare von den Dingen trennt, die ausgeschieden werden müssen, so verarbeitet sie auch unsere Gefühle. Glück oder Unglück ist ein Zustand, der durch Hormone und hormonähnliche Stoffe gesteuert und in der Leber entschieden wird. Viele Menschen, die glauben, depressiv zu sein, sind unglücklich. Lassen wir jedoch die Sonne (Farbe Gelb) in uns scheinen und wenden uns dem Glück zu, wandelt sich das Leben. Diese Entscheidung treffen wir selbst. Auch die Fähigkeit, sich zu entscheiden, wird von der Leber beeinflusst, daher sind ihre Entgiftung und Pflege besonders wichtig.

Schüßler-Salze

- Nr. 6 Kalium sulfuricum, Nr. 7 Magnesium phosphoricum, Nr. 10 Natrium sulfuricum
- **Zur Auflösung von Stauungen:** Nr. 17 Manganum sulfuricum, Nr. 19 Cuprum arsenicosum

Magen

Der Magen ist der Erste, der alles bearbeiten muss, was wir „schlucken". Manchmal schlucken wir Dinge, die nicht bekömmlich sind. Oder wir glauben etwas schlucken zu müssen, obwohl wir die Wahl haben, es abzulehnen. Wie bei der Nahrung entscheiden wir auch bei den Emotionen, welchen wir Zugang gewähren beziehungsweise mit welchen Emotionen wir reagieren auf das, was an uns herankommt.

Leere und Fülle spüren wir im Magen. Ist es Hunger oder Gier? Bekommen wir nicht alles, was uns zufriedenstellt, werden wir unzufrieden. Uns ist übel, wenn wir nichts haben oder zu viel. Die Gier ist das Bedürfnis nach Befriedigung. Verstehen wir nicht, was wir begehren, neigen wir zur Sucht, der Suche nach etwas. „Liebe geht durch den Magen", „satt macht glücklich" – sicherlich kennen auch Sie diese Aussagen. Sind wir satt mit allem, was wir wollen, streicheln wir zufrieden unseren Bauch.

Das „Zu-viel-Wollen“ kann auch Beschwerden verursachen und häufig erkennen wir nicht, wann uns diese „Fülle“ bekommt und wann nicht. Lernen wir jedoch unsere Gefühle und Begehren kennen und uns selbst erfüllen, statt sie von anderen abhängig zu machen, sind wir frei und können glücklich sein.

Schüßler-Salze

- **Allgemein:** Nr. 3 Ferrum phosphoricum, Nr. 7 Magnesium phosphoricum, Nr. 8 Natrium chloratum
- **Zu viel Säure:** Nr. 9 Natrium phosphoricum, Nr. 23 Natrium bicarbonicum
- **Schmerzen:** Nr. 7 Magnesium phosphoricum, Nr. 16 Lithium chloratum

Menstruation

Beschwerden im Ablauf des hormonellen Zyklus zeigen die Auseinandersetzung mit dem Bild der Frau in mir: Wie stehe ich zu mir als Frau? Wie zur Sexualität und dazu, Kinder zu bekommen? Bin ich aus der Pubertät heraus erwachsen geworden oder nicht?

Bejahe ich meine Weiblichkeit, verliert der Bereich der Geschlechtsorgane an Spannung. Nehmen wir das Geschenk der Empfängnis und der Mutterschaft in uns an. Fühlen wir uns von Eltern, Mann, Gesellschaft in eine Rolle gedrängt, reagieren wir schnell mit Unregelmäßigkeiten, bei der totalen Verweigerung auch mit Ausbleiben der Menstruation oder mit starken Beschwerden währenddessen.

Die heute selbstgewählte Emanzipierung (Vermännlichung) der Frauen täuscht uns. Wir können wieder lernen, unsere „Frau zu stehen“ und die wahre Kraft der Frau zu nutzen, dann brauchen wir den Männern nicht nachzueifern. Die in uns selbst gelösten Denkmuster bringen ein neues Selbstwertgefühl und normalisieren diesen Bereich.

Schüßler-Salze

- Nr. 4 Kalium chloratum, Nr. 7 Magnesium phosphoricum, Nr. 21 Zincum chloratum
- **Krampfartige Beschwerden:** zusätzlich Nr. 19 Cuprum arsenicosum
- **Lesen Sie auch:** Nr. 8 Natrium chloratum

Migräne → Kopf

Nerven

Eine Störung der Informationsübertragung führt zu Über- oder Unterreaktionen des Nervensystems, zu Depression und Nervosität.

Was geht uns an die Nerven? Wir suchen die Schuld bei den anderen und fühlen uns als Opfer. Wir lassen mit uns „machen“! Obwohl wir vieles nicht wollen, dulden wir es aus Gewohnheit, Bequemlichkeit oder einer anderen Entschuldigung. Wir stecken Energie in Dinge, die es gar nicht wert sind, und schwanken zwischen den Möglichkeiten hin und her. Das kostet Kraft und ist ein immerwährender Spannungsreiz für die Nerven. Lernen wir jedoch, unserer Intuition zu folgen, dann fällt die Belastung von uns ab und die Nerven können sich regenerieren.

Schüßler-Salze

- **Nerven allgemein:** Nr. 2 Calcium phosphoricum, Nr. 5 Kalium phosphoricum, Nr. 11 Silicea
- **Nervenschwäche:** Nr. 13 Kalium arsenicosum, Nr. 17 Manganum sulfuricum, Nr. 19 Cuprum arsenicosum
- **Erschöpfung des Nervensystems:** Nr. 20 Kalium aluminium sulfuricum

Neurovegetative Störungen

Hierzu zählen alle Symptome, die mit Unruhe und Nervosität im Allgemeinen bezeichnet werden.

Schüßler-Salze

- **Allgemeine nervöse Erregungszustände:** Nr. 14 Kalium bromatum, Nr. 16 Lithium chloratum, Nr. 21 Zincum chloratum
- **Nervosität allgemein:** Nr. 2 Calcium phosphoricum, Nr. 5 Kalium phosphoricum, Nr. 7 Magnesium phosphoricum, Nr. 9 Natrium phosphoricum, Nr. 11 Silicea, Nr. 14 Kalium bromatum
- **Nervöse Störungen bei Kindern:** Nr. 11 Silicea, Nr. 21 Zincum chloratum, Nr. 22 Calcium carbonicum
- **Nervosität mit Herzangst:** Nr. 13 Kalium arsenicosum
- **Nervosität mit Verkrampfungen:** Nr. 7 Magnesium phosphoricum, Nr. 19 Cuprum arsenicosum
- **Nervöse Seh- und motorische Störungen:** Nr. 14 Kalium bromatum
- **Psychische Labilität:** Nr. 2 Calcium phosphoricum, Nr. 22 Calcium carbonicum, Nr. 26 Selenium

Nieren

Nach der chinesischen Lehre sitzt unser Erb-Chi, also die Erbenergie, in den Nieren. Sie sorgt ein Leben lang für uns und will gepflegt werden. Daher stehen die Nieren auch mit Ängsten in Verbindung, der Angst vor Verlust, Krankheit und Tod. Oft machen sich die Menschen zu viele Sorgen um sich selbst und die Welt. Dabei kümmern sie sich auch um vieles, was sie nichts angeht. Das verbraucht wertvolle Energie und belastet die Nieren. Schauen wir nur nach unseren eigenen Bedürfnissen und sehen positiv in die Zukunft, schützt dies unser System.

Da alle paarigen Organe mit Partnerschaften verknüpft sind, sollten wir diesen Bereich bei Problemen auch beleuchten. Vertrauen wir unserem Partner oder dem Gegenüber im Allgemeinen? Haben wir zu hohe Erwartungen an ihn? Drängen wir ihm unsere gemeinsam zu treffenden Entscheidungen auf? Machen wir uns bewusst, dass wir immer beschützt werden und alles im Leben einen Sinn macht. Wenn wir den Hintergrund eines Geschehens oft nicht verstehen, aber dennoch vertrauen, dass gut für uns gesorgt wird, können wir mutigen Schrittes vorangehen.

Schüßler-Salze

- Nr. 4 Kalium chloratum, Nr. 10 Natrium sulfuricum, Nr. 13 Kalium arsenicosum, Nr. 19 Cuprum arsenicosum

Ohren

Die Ohren sind wichtige Kontaktorgane zur Außenwelt, und nur über diese Funktion ist ein großer Teil des Verständnisses untereinander zu erreichen. Wenn wir jedoch nicht hören können oder wollen, verschließen wir unsere Ohren und können taub werden. Erst ist allerdings unsere Seele taub, denn sie weigert sich, das aufzunehmen, was unsere Gefühle berühren kann. Über das Gehör werden Sprache, Musik und Lärm transportiert und zu unseren Schaltstellen im Gehirn geleitet. Dort entscheidet sich, wie wir es aufnehmen und ob es uns berührt oder nervt.

Was wollen wir nicht hören? Wann und wo schalten wir ab, statt uns mit dem Gehörten auseinanderzusetzen? Wo wollen wir etwas anderes hören als das, was gesagt wird? Meine Devise lautet: „Ich höre alles und dann entscheide ich, was ich damit anfange."

Nachlassende Hörfähigkeit zeigt oft, dass wir innerlich abschalten und uns nicht mehr mit unserer Umwelt beschäftigen wollen. Wir haben die Ohren voll davon, wenn wir uns nicht mit den Menschen um uns herum auseinandersetzen wollen. Abschalten statt handeln ist die Devise, die uns nur vordergründig Erleichterung bringt, letztlich jedoch uns selbst schädigt. Lernen wir hier, stopp zu sagen oder auch zu äußern, was wir wollen, dann können wir auch „auf Empfang" bleiben.

Ohrgeräusche zeigen an, dass wir nicht genug auf die innere Wahrnehmung hören und uns im Außen zersplittern. Statt der eigenen Harmonie zu lauschen und sie in uns zu bewahren, setzen wir uns zu vielen Anforderungen aus und leiden unter der extremen Reizbelastung.

Außerdem ist das Ohr der Sitz des Gleichgewichtsorgans. Jede Störung und Verschiebung in unserer körperlichen Statik führt zu Irritationen. So können Dinge, die wir hören, uns aus dem seelischen Gleichgewicht bringen.

Schüßler-Salze

- **Entzündungen:** Nr. 3 Ferrum phosphoricum, Nr. 4 Kalium chloratum, Nr. 27 Natrium bichromicum
- **Schmerzen:** zusätzlich Nr. 17 Manganum sulfuricum
- **Geräusche:** Nr. 4 Kalium chloratum, Nr. 11 Silicea, Nr. 21 Zincum chloratum

Panik → Angst

Psychische Störungen und Psychosen

Ich mache zu den Ursachen bewusst keine Angaben, da diese individuell zu betrachtende Situationen sind und auf jeden Fall eine begleitende therapeutische Betreuung erfordern. Parallel können die Schüßler-Salze helfen, die innere Stabilität des Menschen zu stärken.

Schüßler-Salze

- Nr. 2 Calcium phosphoricum, Nr. 21 Zincum chloratum, Nr. 22 Calcium carbonicum, Nr. 26 Selenium
- **Manisch-depressives Verhalten:** Nr. 14 Kalium bromatum, Nr. 16 Lithium chloratum, Nr. 17 Manganum sulfuricum

Reizbarkeit

Neben der körperlichen Komponente der Übersäuerung spielen Macht und Ohnmacht eine Rolle. Lernt man seine Meinung zu vertreten und auch die der anderen zu akzeptieren, kann man ganz in seiner Mitte sein und muss seine Gefühle nicht mehr unter der Kontrolle haben. Bleiben Sie sich treu und handeln Sie nach Ihren Gefühlen. Seien Sie höflich, aber klar in Ihren Mitteilungen.

Schüßler-Salze

- Nr. 7 Magnesium phosphoricum, Nr. 9 Natrium phosphoricum, Nr. 15 Kalium jodatum

Rheuma → Arthrose

Schilddrüsenerkrankungen

Wir können uns nicht entscheiden. Das kostet Kraft, macht nervös und bringt die Hormonsituation durcheinander. Oft ist auch das Gefühl vorhanden, dass einem die Hände gebunden sind. Man fühlt sich äußeren Einflüssen hilflos ausgeliefert. Meist packen wir die Dinge aber aus Gewohnheit nicht an und bekommen daher den sprichwörtlichen „dicken Hals". Denn wenn wir uns nicht entscheiden, passiert auch nichts und das passt uns natürlich auch nicht. Stellen Sie sich stattdessen vor, dass alles leicht und locker zu regeln ist.

Schüßler-Salze

- Nr. 4 Kalium chloratum, Nr. 7 Magnesium phosphoricum
- **Funktionsstörungen mit Unruhe, Überfunktion:** Nr. 14 Kalium bromatum
- **Unter- und Überfunktion, Vergrößerungen, Zysten:** Nr. 15 Kalium jodatum, Nr. 24 Arsenicum jodatum

Schlaf

„Es raubt mir den Schlaf." Das ist die oft gehörte klassische Aussage, um auf Ursachenfindung zu gehen. Das Karussell der Gedanken lässt sich nicht abstellen. Wir nehmen den Tagesablauf mit ins Bett und wundern uns, dass er uns wach hält. Sorgen und Pläne wälzen wir im Kopf mit der Folge, dass der Körper keine Ruhe findet.

Geben wir alles an der Schlafzimmertür ab an das Universum, hört das auf. Fühlen wir, dass wir die Nacht über nicht wichtig sind und Gedanken und Sorgen abgeschaltet werden können.

Wenn die Kontrolle der üblichen „Dummheiten" negativ ausfällt, wir wieder zu viel, zu spät oder das Falsche gegessen oder getrunken haben (siehe auch unter Leber), dann bleibt unser Kopf der Schuldige. Schalten wir ihn also aus, indem wir uns unserem Inneren zuwenden. Legen wir die Hände auf unseren Bauch und vertrauen uns dem Höheren in dieser Welt an. Der erwünschte Erfolg mag ein paar Tage auf sich warten lassen, aber wenn wir aufhören, „wichtig sein zu wollen", „alles unter Kontrolle haben zu wollen", dann klappt es auch mit der Entspannung.

Schüßler-Salze

- **Allgemein:** Nr. 2 Calcium phosphoricum, Nr. 7 Magnesium phosphoricum

- **Schlafstörungen wegen Angst und Erregung:** Nr. 19 Cuprum arsenicosum
- **Nervöse Schlafstörungen:** Nr. 14 Kalium bromatum
- **Einschlafstörung:** Nr. 2 Calcium phosphoricum, Nr. 11 Silicea
- **Bei Kindern:** zusätzlich Nr. 22 Calcium carbonicum
- **Durchschlafstörungen:** auf die Uhrzeit schauen und nach der Organuhr die Zusammenhänge klären. Meist liegt es am Leber-Galle-Haushalt. Aufwachen zwischen 24 und 3 Uhr: Nr. 6 Kalium sulfuricum, Nr. 19 Cuprum arsenicosum
- **Schlaflosigkeit mit unruhigen Beinen:** Nr. 21 Zincum chloratum

Schmerz

Jeder Schmerz ist ein Signal, dass wir unseren Körper als Puffer benutzen, weil wir unserem wahren Wunsch nicht folgen. Wir vermeiden etwas, passen uns an oder setzen etwas mit dem Kopf durch. Blockaden entstehen, das Gewebe oder Organ, welches zum Thema passt, wird in seiner Funktion reduziert und macht mit dem Schmerz die Warnlampe an, die sagt: Kümmere dich um mich.

Häufig entsteht Schmerz auch aus Selbstbestrafung dafür, dass wir unsere Ziele nicht erreicht und nicht genügend geleistet haben oder wegen ähnlicher Muster der Eigenabwertung mehr. Das sich daraus ergebende Schuldgefühl wird mit dem Schmerz „abbezahlt".

Ähnlich funktioniert es, wenn wir uns eine Auszeit nehmen sollten, weil Körper und Seele danach rufen. Wir glauben, uns das nicht leisten zu können, gönnen es uns selbst nicht, diese Auszeit aus freien Stücken zu nehmen oder gar zu fordern. Der Körper wird missbraucht und liefert uns den Schmerz, den Schnupfen usw., was wir glauben zu brauchen, um uns mit „ruhigem Gewissen“ ins Bett legen zu können.

Schüßler-Salze

- **Allgemein schmerzstillend:** Nr. 3 Ferrum phosphoricum, Nr. 4 Kalium chloratum, Nr. 15 Kalium jodatum
- **Bei krampfartigen Schmerzen:** Nr. 7 Magnesium phosphoricum, Nr. 19 Cuprum arsenicosum
- **Bei neuralgischen Schmerzen:** Nr. 5 Kalium phosphoricum, Nr. 8 Natrium chloratum, Nr. 20 Kalium aluminium sulfuricum, Nr. 22 Calcium carbonicum

Schwindel → Kopf

Übergewicht

Wenn wir zu viel Gewicht haben, ist die Frage: Wollen wir „gewichtig“ sein? Sind wir in unserem Inneren nicht mit uns zufrieden und gestehen uns keine Macht (über unser Leben) zu, dann müssen wir diese nach außen demonstrieren. Sind wir mit uns selbst im Einklang, ist diese Fülle nicht notwendig.

Unerfüllte Wünsche und Frustrationen können leicht zu Esslust und Ersatzbefriedigung werden. Fülle kann auch die Sucht oder Suche nach etwas sein, was wir glauben, nicht zu haben, zum Beispiel Talente, Liebe, Glück usw. Dann ist sowohl das Essen, das zum Dickwerden führt, als auch der Zustand selbst ein Ersatz für das wirklich Gesuchte. Überprüfen wir einmal, was uns fehlt, und fügen es unserem inneren Selbst zu, dann wird das Fett überflüssig.

Oder legen wir uns einen Schutzpanzer zu, der nichts und niemanden wirklich durchlässt? Haben wir Angst, uns zu zeigen, wollen wir jemanden abwehren, weil wir enttäuscht worden sind? Dann können wir uns selbst und auch dem anderen vergeben und lassen den Schutz schmelzen.

Schüßler-Salze

- **Aktiviert den Stoffwechsel:** Nr. 4 Kalium chloratum, Nr. 5 Kalium phosphoricum, Nr. 10 Natrium sulfuricum, Nr. 23 Natrium bicarbonicum
- **Fördert die Selbstannahme:** Nr. 7 Magnesium phosphoricum, Nr. 9 Natrium phosphoricum, Nr. 25 Aurum chloratum natronatum, Nr. 26 Selenium

Zähne

Zähne sind zum Kauen da, also leisten sie die Vorarbeit für das, was wir schlucken wollen oder sollen. Können und wollen wir das verarbeiten, was uns vorgesetzt wird? Oder haben wir den Mund zu früh aufgerissen und erkennen zu spät, dass wir das, was kommt, nicht wollen? Lernen wir in Geduld abzuwarten, was das Schicksal uns sendet (Schicksal heißt in diesem Zusammenhang: das Gute, was kommt), werden wir nichts kauen oder schlucken müssen, was uns nicht wirklich passt.

Zubeißen oder nicht zubeißen ist hier die Frage. Beißen wir uns irgendwo durch als Zeichen des Nicht-Aufgebens oder beißen wir vor Wut die Zähne zusammen? Richtet sich die Aggression gegen uns selbst, knirschen wir nachts mit den Zähnen. Geben wir uns stattdessen aber die Chance, dies tagsüber zu äußern und auszuleben, kehrt in der Nacht Ruhe ein.

Lassen wir nichts raus, was gesagt werden sollte, und verschließen so den Mund? Störungen im Aufbau symbolisieren die mangelnde Bereitschaft, die Zähne zu zeigen. Das Selbstbewusstsein sollte gestärkt und Methoden der bewussten Entspannung erlernt werden. Vertrauen wir auf unsere inneren Stärken, können wir, ohne anderen schaden zu müssen, Klarheit zeigen und leben.

Schüßler-Salze

- **Zahnaufbau:** Nr. 1 Calcium fluoratum, Nr. 2 Calcium phosphoricum, Nr. 7 Magnesium phosphoricum, Nr. 11 Silicea, Nr. 22 Calcium carbonicum
- **Zähneknirschen:** Nr. 5 Kalium phosphoricum, Nr. 7 Magnesium phosphoricum, Nr. 21 Zincum chloratum
- **Zahnschmerzen:** Nr. 3 Ferrum phosphoricum, Nr. 8 Natrium chloratum

Zuckerkrankheit → Diabetes mellitus

Studie mit Schüßler-Salzen

Seit den letzten fünfzehn Jahren erleben die Schüßler-Salze, wie die Mineralstoffe nach Dr. Schüßler genannt werden, eine erfreuliche Renaissance. Der Reiz, diese Erfahrungen an einer größeren Gruppe von Testpersonen nachzuweisen, gab den Anstoß zu der vorliegenden Studie. Erfreulicherweise fand ich bei der Firma ORTHIM GmbH aus Rheda-Wiedenbrück den Partner, der bereit war, die Studie zu unterstützen und die notwendigen Schüßler-Salze zur Verfügung zu stellen. Kompetente Unterstützung fanden wir auch bei der Firma SALUS, welche die Haaranalysen auswertete.

Aufbau und Ablauf der dreimonatigen Anwendungsbeobachtung

Ausgewählt wurden Personen, die noch nie oder schon längerfristig keine Schüßler-Salze (mehr) eingenommen hatten. Die Personen verpflichteten sich, die ausgewählten Mineralstoffe über einen Zeitraum von drei Monaten nach Anweisung einzunehmen.

Zu Beginn und nach Ablauf der drei Monate wurden bei den 42 Kandidaten durch eine ausführliche Anamnese der Gesundheitszustand und die vorhandenen Beschwerden erfasst. Den Ist-Zustand und die erfolgten Veränderungen nach drei Monaten dokumentierten wir mittels Antlitzdiagnose der Mineralstoffdefizite, Haarmineralanalyse und Portraitfotos. Unterstützt wurden wir hierbei durch die Firma ORTHIM KG, die für die Teilnehmer die Schüßler-Salze zur Verfügung stellte.

Die Ergebnisse lieferten insgesamt ein eindrucksvolles Bild, welche Veränderungen die Gabe der Schüßler-Salze in dieser kurzen Zeit bewirken können. Die Normalisierung verschiedener Funktionen und die einsetzende Regeneration machten deutlich, wie die Funktion unseres Körpers und das Wohlbefinden vom ausgewogenen Vorhandensein der Mineralstoffe abhängen. Vor allem wurde aber klar, wie einfach es ist, den körperlich-seelisch-geistigen Zustand des Menschen mit Hilfe natürlicher Mineralsalze zu verbessern. Die Ergebnisse wurden in Symptomgruppen zusammengefasst und dokumentiert*:

- **Bewegungsapparat mit 90 genannten Symptomen**
  Hiervon besserten sich 55 Symptome, 20 verschwanden völlig.
- **Organe und Stoffwechsel mit 177 Symptomen**
  Hiervon besserten sich 88 Symptome, 49 verschwanden völlig.
- **Hautprobleme mit 82 Symptomen**
  Hiervon besserten sich 55 Symptome, 7 verschwanden völlig.
- **Allgemeines und Psyche mit 83 Symptomen**
  Hiervon besserten sich 47 Symptome, 23 verschwanden völlig.

Symptomgruppe Psyche

In dieser Symptomgruppe wurden folgende physische und psychische Symptome zusammengefasst:

- Nervosität,
- Unruhe und andere Erregungszustände,
- durch Nervosität ausgelöste körperliche Symptome.

* „Basis-Buch Schüßler-Salze", erschienen im Lüchow-Verlag, Presse-Artikel unter www.metz-melchior.de
Das vorliegende Buch beschreibt die Behandlung seelisch-psychischer Beschwerden mit Hilfe der Schüßler-Salze. Aus der Studie finden Sie daher nachfolgend die Ergebnisse, die in diesen Bereich eingeordnet werden können.

Die Nervosität nahm bei allen Klienten ab, sie fühlten sich stabiler und ausgeglichener. Weniger wurden depressive Stimmungen, Lustlosigkeit, Überlastungsgefühle, Aggressionen; die Konzentrationsfähigkeit dagegen nahm zu.

Aussagen der Klienten zum Ergebnisgefühl

- Fühlt sich leichter,
- fühlt sich gut, mehr Körperwärme,
- habe mehr Energie,
- bin wacher – weniger schlaff,
- Haut besser, weniger Augenringe,
- wacher,
- gutes Gefühl, stabiler,
- fühlt sich viel besser,
- vieles verbessert sich.

Besonders herausgestellt wurde von den meisten Klienten, dass ihr Erscheinungsbild frischer, die Haut klarer und lebendiger wurde und dass sie ein allgemeines Wohlgefühl entwickelten.

Diese Erfahrung wird von ca. 90 % aller Patienten in der Praxis ebenfalls bestätigt. Die innere Stärke und Lebensfreude verbesserten sich und die allgemeine Kraft wurde aufgebaut.

Weitere Symptome, die ihre Ursache in psychischer Belastung haben, und ihre Veränderungen während der Studie:

Symptome mit direktem Zusammenhang zur seelisch-geistigen Verfassung

Symptom	Anzahl der Probanden	Symptom besser	Symptom weg
Aggression, Reizbarkeit	2	2	
Depressive Stimmung	1		1
Herzrasen, teils mit Luftnot	3	1	2
Konzentrationsstörung	2	2	
Kopfschmerz	16	11	5
Lustlosigkeit, fehlender Antrieb	1		1
Nervöse Blase	1	1	
Nervosität	6	5	1
Ohrgeräusche	2	2	
Schlechte Träume bei Stress	1	1	
Schwindel	2	1	1
Überlastungsgefühl	1	1	
Muskelkrämpfe	9	8	1
Unruhe allgemein	4	4	
Unruhe, motorische	1	1	
Unruhe, zappeln	1	1	
Verlangen nach Schokolade	9	5	4
Verlangen nach Süßem	2	1	1
Weinerliche Stimmung	1	1	

Zusammenfassung der Studienergebnisse

Die Wirkung der Schüßler-Salze auf den Organismus konnte eindrucksvoll belegt werden und darüber hinaus wurden nicht dokumentierte Erkenntnisse gewonnen. Die hier nicht dokumentierten Ergebnisse zu den anderen oben genannten Symptomgruppen sind in anderen Veröffentlichungen vollständig dokumentiert.

Ergebnisse aus den Haaranalysen

- **Ausgleich substanzieller Defizite der Hauptmineralien von zu niedrig auf normal.** Ausgewertet wurden u. a. Calcium, Kalium, Natrium, Phosphor und Silizium.
- **Mineralstoffmangelzustände, die zu Beginn der Studie bestanden, wurden ausgeglichen.** Da sich dies auch bei kleinen Mängeln darstellte, zeigt es, dass der Einsatz der Schüßler-Salze als Prophylaxe sinnvoll ist.
- **Regulierung der Verwertbarkeit der Hauptmineralien**: Wurden in der ersten Auswertung Mineralien mit zu hohen Konzentrationen gemessen, regulierten sich diese während der Studie auf Normalniveau. Dies zeigt die regulierende Wirkung der Schüßler-Salze.
- **Regulierung von weiteren Spurenelementen** wie Selen, Zink und Chrom: Hier zeigt sich wiederum die Interdependenz der Stoffe. Fehlt ein bestimmtes Mineral, können andere nicht oder nur fragmentarisch verwertet werden.

Dieses Ergebnis kann als Meilenstein in der biochemischen Lehre angesehen werden: Durch Gabe einiger der 11 Grundsalze können nicht nur die Defizite und Störungen der Hauptmineralien bereinigt, sondern auch die Verteilung und Aufnahmefähigkeit aller Mineralien und Spurenelemente ermöglicht werden, die der Körper erst durch beziehungsweise nach Gabe der Grundsalze wieder verarbeiten kann.

Ausleitung von toxischen Stoffen

- Es konnte eine hohe Ausleitung von Schadstoffen, vor allem der Schwermetalle, nachgewiesen werden.

Die Ergebnisse liefern den klaren Beweis, dass bei ausreichender Versorgung mit den notwendigen Mineralien der Körper in der Lage ist, Schadstoffe auszuscheiden. Die damit verbundenen Schädigungen können wieder ausgeglichen werden.

Das Ergebnis belegt eindeutig, dass die Wirkung der Schüßler-Salze sowohl auf substanzieller Zufuhr der benötigten Mineralsalze als auch auf energetischer, regulativer Wirkung auf die Gesamtmineralstoffverteilung und -aufnahmefähigkeit beruht.

Mein persönliches Fazit daraus ist, dass die Mineralstoff-Therapie nach Dr. Schüßler eine sehr geeignete Methode ist, um Wohlbefinden und Gesundheit des Menschen auf körperlicher, geistiger und vor allem psychischer Ebene wiederherzustellen und zu erhalten.

Die Mineralstoff-Therapie nach Dr. Schüßler kann somit als Fundament des Gesundungsprozesses angesehen werden. Auf ihr aufbauend können andere Therapieformen das Heilungsvermögen des Körpers unterstützen.

Schüßler Salze

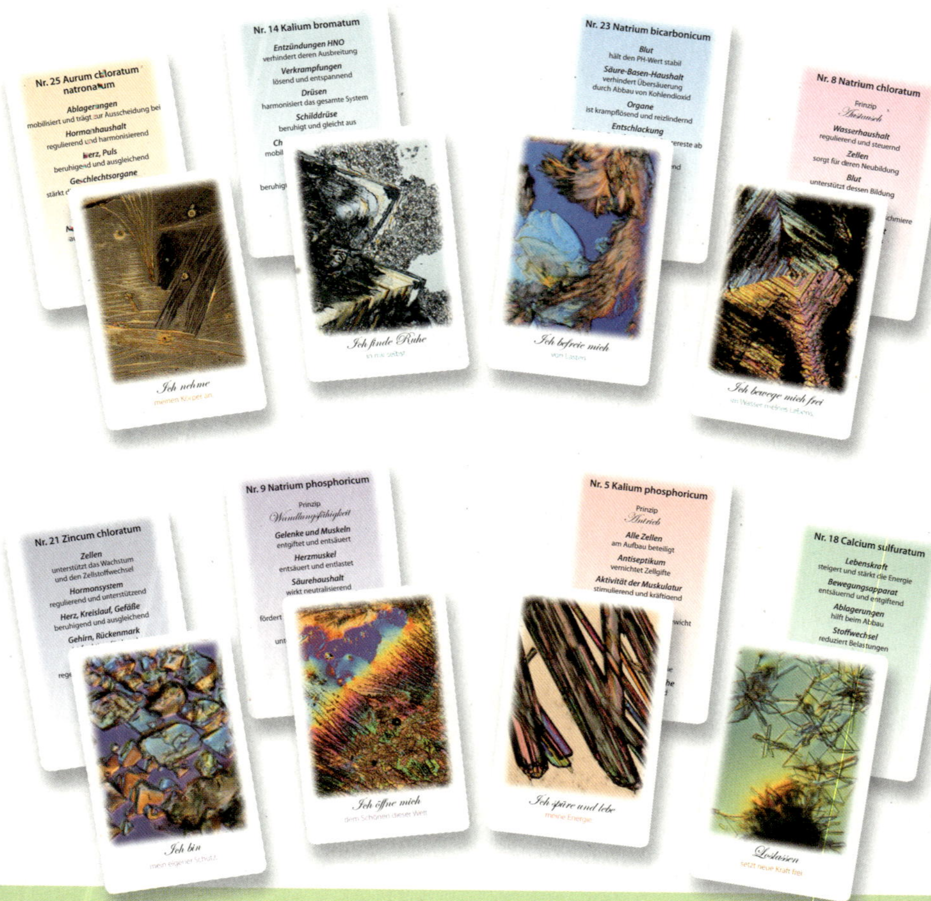

Das Buch: Die Schüßler-Salze von A bis Z: Anwendungsbereiche, Wirkungen, Erfahrungen mit praktischem Register.

Elisabeth Metz-Melchior ist seit 1998 Heilpraktikerin in eigener Praxis.

Die Karten: Die **Karten-Vorderseite** spricht die Intuition des Betrachters an. Hier werden Mikroskop-Aufnahmen der Schüßler-Salze gezeigt.

Die **Karten-Rückseite** liefert die ›harten Fakten‹ und informiert über die Wirkungen des betreffenden Salzes.